AF401850
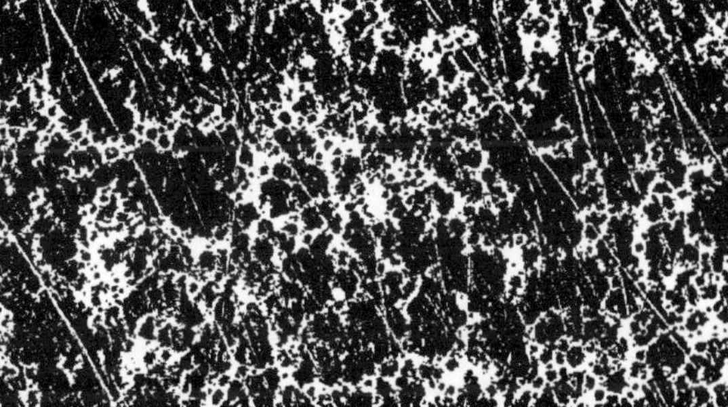
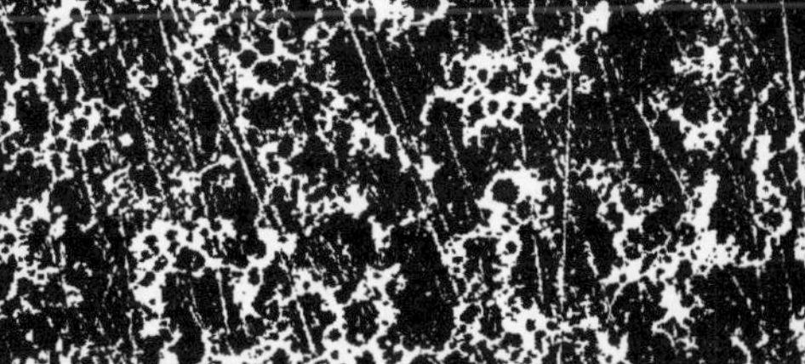
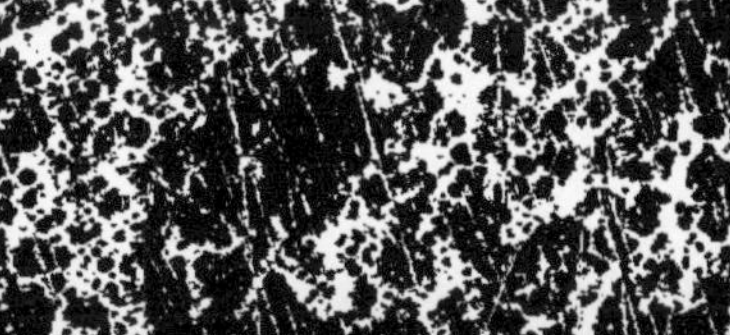

FRAGMENTS
DE CHIRURGIE

ET DE

GYNÉCOLOGIE OPÉRATOIRE

CONTEMPORAINES

14446. — PARIS, IMPRIMERIE A. LAHURE

9, rue de Fleurus, 9

FRAGMENTS
DE CHIRURGIE

ET DE

GYNÉCOLOGIE OPÉRATOIRE

CONTEMPORAINES

PAR

LE DOCTEUR A. BRISSAY

(de Rio de Janeiro)

Complétés par des notes recueillies
au cours d'une mission scientifique du gouvernement français
en Autriche et en Allemagne

PRÉCÉDÉS D'UNE INTRODUCTION

PAR

J.-A. DOLÉRIS

Ancien chef de clinique d'obstétrique et de gynécologie
Accoucheur des hôpitaux de Paris

AVEC 43 FIGURES DANS LE TEXTE

PARIS | RIO DE JANEIRO
O. DOIN, ÉDITEUR | CHEZ L'AUTEUR
8, PLACE DE L'ODÉON | RUA DA ALFANDEGA, 70

1887

INTRODUCTION

Ceci n'est pas une préface. Le lecteur ne doit pas considérer ces quelques pages, ajoutées au travail du Dr Brissay, comme une étiquette utile. Si j'accepte de les écrire ici, c'est que j ai trouvé la place bonne; c'est que, ayant échangé avec M. Brissay, pendant le cours du voyage que nous avons fait ensemble à l'étranger, beaucoup d'idées, beaucoup d'appréciations, je me suis assuré de la communauté de nos vues sur beaucoup de points. Je suis donc certain que cette introduction ne détonnera pas avec le reste du livre.

M. le Dr Brissay est un de ceux qui pensent qu'il faut aller au-devant du progrès, et pour cela courir où le progrès se trouve, afin de le juger par soi-même.

Il sait que c'est peu de chose que de se tenir au courant par la lecture suivie de la littérature scientifique. Ce procédé est malheureusement insuffisant; il faut voir.

La lecture du manuel d'une opération, si bien décrite qu'elle soit, n'est rien si on la compare à ce que l'œil emmagasine de détails, à ce que l'observation immédiate corrige et redresse d'idées erronées. Voir l'opérateur à l'œuvre, tout est là. J'en dirai autant des doctrines, des procédés et des pratiques complexes qui constituent ce qu'on appelle la conduite chirurgicale. Que de choses bonnes, les unes déjà vieilles, les autres toutes récentes, qui sont ignorées et le resteront encore longtemps, à cause de l'indifférence des médecins de certains pays, qui les fait se cantonner dans leurs habitudes sédentaires et les éloigne de toute exploration scientifique en dehors de leur cercle habituel !

M. le Dr Brissay a eu le courage de s'expatrier de son pays d'adoption, pendant six mois, pour venir chercher en Europe les idées neuves qui jaillissent de tous côtés. C'est en visitant les plus célèbres universités et en s'attachant à pénétrer la pratique des maîtres les plus réputés, qu'il a recueilli le complément de nouveautés scientifiques dont la nécessité se fait sentir, au bout d'un certain temps d'isolement, à tout médecin qui affectionne sa profession.

Il a voulu faire profiter ses compatriotes du fruit de son travail, et pour cela il a, non pas écrit un livre, mais réuni, collationné, mis en ordre des notes précieuses, puisées à la source même, et recueillies au jour le jour, pour en former une sorte de code pratique, un manuel simple et scientifique en même temps. A défaut de discussions, souvent vaines et trop encombrantes, il cite des noms, qui sont autant d'autorités. En manière de comparaison, il oppose la façon de faire de l'un à celle de l'autre et les juge d'un mot en montrant les bons et les mauvais côtés de chacune, suivant les cas, les milieux et les conditions.

Dans l'ordre qu'il a suivi, il est aisé de voir qu'il s'est uniquement attaché à reproduire avec fidélité les notes recueillies par lui-même sans autre préoccupation que de les classer avec avantage pour le lecteur.

C'est dans les questions gynécologiques qu'il m'est particulièrement agréable de suivre M. Brissay.

Je crois que tout le monde appréciera le soin qu'il a mis à énumérer et à préciser les données les plus nouvelles de l'antisepsie, qui est la base certaine, la principale sauvegarde et la vraie garantie du succès dans le traitement des maladies des femmes.

Cette étude des *antiseptiques* et de leur choix en gynécologie est une de mes principales préoccupations. En effet, depuis la découverte de l'antisepsie, la question des agents chimiques employés en vue de ce résultat a beaucoup varié. Elle tend à se déplacer encore davantage aujourd'hui.

Autrefois, on ne voyait guère dans telle ou telle substance que sa propriété *désinfectante* ou *microbicide* plus ou moins radicale. Les recherches de Miquel sont basées surtout là-dessus. Avec la découverte des ptomaïnes et des leúcomaïnes, il faut tenir compte non seulement 1° de l'action *destructive* de l'antiseptique sur le microbe (poison vivant), mais aussi 2° de l'action *neutralisante* sur l'alcaloïde toxique qu'il engendre (poison mort, poison soluble, virus, etc.). Enfin, il ne faut pas perdre de vue 3° l'action *locale*, l'action *topique* des agents chimiques antiseptiques sur les tissus vivants.

La conservation des propriétés de défense naturelle du terrain chirurgical, c'est-à-dire de la plaie; l'intégrité du fonctionnement des appareils vasculaire et nerveux; le maintien des échanges organiques intimes et des combustions cellulaires..., en un mot, tout ce qui fait un tissu sain, résistant et prompt à la *restitutio ad integrum* après le traumatisme accidentel ou opératoire, doit être avant tout envisagé par le chirurgien. — A cet égard, l'expérimentation seule et l'observation doivent déterminer le choix des topiques.

Tel antiseptique est trop corrosif et détruit les tissus trop profondément; tel autre les irrite; tel autre agit par voie réflexe pour déterminer des exanthèmes au voisinage de la plaie.

Au contraire, celui-ci agit trop superficiellement. — Celui-là n'enlève rien de la vitalité aux éléments anatomiques; il laisse intacts les protoplasmes qui l'absorbent et au tra-

a

vers desquels il diffuse; son transport est rapide et profond, son action s'étend et se propage à distance.

Enfin, il en est qui agissent par destruction simultanée du tissu et des agents morbides, des microbes, qu'il renferme. Ainsi font les acides et le cautère actuel: agents puissants si l'on s'assure que l'action s'étend suffisamment loin et intéresse toute l'épaisseur du tissu compromis; agents dangereux, s'il reste des zones non atteintes. Dans ce dernier cas, l'action destructive s'arrête, mais l'action irritative du caustique ou du cautère s'étend à ces zones respectées, affaiblit leur vitalité, ébranle l'action pondératrice des nerfs trophiques et souvent favorise la création rapide de foyers septiques nouveaux, le transport rapide et la propagation à l'intérieur des nouveaux poisons qui vont de développer dans ces foyers secondaires.

A la surface des plaies, l'eschare produite par le caustique ou le cautère forme une barrière, un mur véritable qui fait obstacle à l'écoulement des poisons septiques à l'extérieur, lorsque le poison ou les germes qui l'engendrent n'ont pas été *entièrement et absolument détruits*. C'est la source des principaux dangers qui résultent de l'emploi de ces agents dont l'effet caractéristique est *de coaguler* les albuminoïdes, à moins qu'ils ne les carbonisent. Je les groupe sous le terme de *topiques coagulants*.

Par opposition, j'appelle *topiques diffusibles* ou *pénétrants* ceux dont l'action ne nuit que modérément ou ne nuit point du tout à l'intégrité des albuminoïdes des tissus, à la faculté dialysante des cellules, à la fonction absorbante des capillaires, pas plus qu'elle n'empêche l'exsudation naturelle et l'issue des liquides toxiques ou des micro-organismes renvoyés à la surface de la plaie par l'effort naturel des éléments cellulaires. A ce groupe appartiennent les essences ou huiles essentielles, les composés iodiques faibles, les térébenthines, certaines substances aromatiques, certains acides de même ordre employés en solution très étendue. La créosote, l'acide phénique, l'iodo-forme, la térébenthine, les huiles essentielles de genièvre, d'œillet et de girofle, etc., représentent pour moi les meilleurs des topiques, parmi ceux que j'ai expérimentés.

Il faut remarquer que les expériences que j'ai entreprises ont été instituées en vue d'une action profonde, surtout en vue de la *thérapeutique intra-utérine*, et non point comme étude de protection simple des plaies. C'est à titre de topiques destinés à agir radicalement sur des tissus malades que ces agents méritent d'être préconisés. Leur action est surtout garantie par le séjour longtemps prolongé au contact des tissus qu'elles doivent modifier.

C'est ainsi que j'ai été amené à envisager la question de la *dilatation utérine* que M. Brissay a étudiée sommairement, mais en donnant un aperçu suffisant de son utilité et de ses applications.

Je saisis volontiers l'occasion de compléter cette étude par des vues qui me sont personnelles sur :

La dilatation utérine employée comme traitement curatif

1° *dans l'endométrite légère et*

2° *dans les névralgies pelviennes.* — Je veux parler surtout des agents de dilatation considérés comme véhicules permanents des substances antiseptiques.

I

Quoique d'invention assez ancienne, la dilatation de l'utérus, longtemps négligée, n'a été réellement remise en honneur que dans ces derniers temps. Je ne veux traiter ici que de deux éléments de la question qui me paraissent tout à fait neufs et assez intéressants.

Il s'agit d'abord de l'action *topique* des agents de la dilatation lente, *laminaria, tupelo, gentiane, nyssa aquatica, éponge préparée*, etc., toutes substances dont la propriété dilatatrice est en raison directe de leur propre dilatation amenée par imbibition au contact des liquides utérins. Je ne m'occuperai que de ceux-là, et je laisserai pour l'instant de côté les autres procédés, instruments ou appareils, destinés à dilater la matrice.

Les substances dilatables que je viens de nommer n'agissent qu'à la condition de séjourner dans l'utérus pendant un certain temps. On est dans l'habitude de remplacer une première tente dilatatrice au bout de quelques heures par une seconde plus volumineuse, destinée à compléter l'action de la première. Or, on a pensé à rattacher à ce séjour d'un corps étranger dans l'utérus une série de phénomènes qui semblent révéler sûrement une amélioration de la maladie, lorsque la dilatation est dirigée contre certains états morbides chroniques, soit de la muqueuse, soit même du muscle utérin. Depuis un an surtout, j'ai pu relever dans la littérature étrangère quelques notes qui tendent à attribuer à la présence des tiges dans l'utérus une valeur *topique*, une action *catalytique* favorable. Si ce fait était vrai, il laisserait au gynécologue la faculté de s'en tenir à ce mode d'intervention et de s'arrêter à la première étape du traitement, à supposer que la dilatation n'ait été décidée que comme préliminaire du curage, par exemple, ou de toute autre méthode thérapeutique intra-utérine.

J'ai acquis moi-même une certaine habitude des effets de la dilatation, et je crois aussi à ce résultat. Je crois que la dilatation ainsi faite peut suffire à guérir certains catarrhes, certaines endométrites, sans qu'il soit nécessaire de recourir à d'autres moyens. J'étais et je suis encore très partisan de la méthode chirurgicale dirigée contre les états pathologiques de la muqueuse utérine ; je suis convaincu que, seule, elle permet de venir à bout de certaines lésions invétérées, telles que l'endométrite, dans ses types plastiques, fongueux, bourgeonnants, etc., et je pense qu'il ne faut pas songer à y renoncer. Mais l'expé-

rience des faits m'a permis de conclure à la possibilité de
la guérison, par la seule dilatation, dans un assez grand
nombre de cas. Je suis donc d'accord en cela avec ceux qui,
avant moi ou en même temps, en ont fait l'épreuve.

Seulement, *l'explication qu'ils ont donnée du fait ne me
paraît pas satisfaisante, et je vais essayer d'en donner une
autre qui est à la fois la base et la justification des résultats obtenus.*

La plupart des auteurs pensent que l'action à laquelle
je fais allusion s'exerce par le seul fait du contact ou de
l'excitation locale produite par l'unique présence des
tentes dilatatrices : modifications des tissus dans l'hyper-
plasie du corps et du col utérin; — régression des infarc-
tus chroniques; — compression et atrophie des fongosités
et des productions polypeuses du col; — compression des
glandes hypertrophiées et kystiques (*Hegar* et *Kaltenbach*).

Fritsch accepte que les corps dilatateurs exercent une
action *tonique* sur les conditions circulatoires de la matrice
et sur la contractilité utérine. — D'autres ont vanté son rôle
hémostatique (*Landau*), explicable par une compression
excentrique des vaisseaux variqueux ou rompus, analogue
à celle que le spéculum de Gemring exerce sur les parois
du vagin. — Cette manière d'agir est fort douteuse pour
moi. Tout au plus pourrait-on accepter comme réel le rôle
excitant des tentes à l'égard de la contractilité utérine,
rôle qui paraît plus en rapport avec la réalité des faits;
mais cette action favorable sur les phénomènes névro-
vasculaires ne se peut absolument démontrer. — *Schrœder*
nie, pour la plus grande part, ces prétendus effets *cataly-
tiques* des corps dilatateurs, tandis que *Schultze* les admet
pour la métrite.

En réalité, on ne saurait nier, ni les excellents *effets
perturbateurs* de la sensibilité exercés par la dilatation
lente, ni les *modifications trophiques* des tissus, qui s'accusent surtout par des changements dans la circulation.

Il s'agit simplement de les expliquer.

Je ferai remarquer d'abord que la première condition pour faire avec sécurité de la dilatation lente, avec la laminaire ou l'éponge préparée, c'est d'user de substances *aseptiques*. Or cela a été la grande préoccupation de tous les gynécologues, et tous ont senti la nécessité de ne se servir que de substances préparées avec les solutions fortes de sublimé ou d'acide phénique.

Je dirai, en second lieu, que, pour obtenir une bonne dilatation par le procédé en question, il faut deux à trois jours, c'est-à-dire le séjour permanent, durant deux à trois jours ou plus, de corps dilatateurs, de volume progressivement croissant. Ces corps, nous venons de le voir, sont *aseptiques*; ils sont imprégnés de substances *antiseptiques*. C'est là la clef de leur action favorable dans l'endométrite.

Pour moi, l'action catalytique du corps dilatateur, l'action physiologique de la dilatation, sont dominées ici par l'action thérapeutique dont le corps dilatateur est l'agent indirect. Pour mieux dire, je vois dans l'éponge, la laminaire, le tupelo, etc., moins des corps dilatants que des *portetopiques*, *des véhicules permanents d'une substance topique, antiseptique, dont ils sont imprégnés, mise et retenue au contact de la muqueuse utérine, au fur et à mesure que cette muqueuse s'étale sous l'influence de l'ampliation de la cavité.*

Je prends l'exemple de l'endométrique chronique : vous vous proposez de curer l'utérus; vous jugez nécessaire d'opérer préalablement la dilatation. — Cela demande deux jours. — Lorsque la dilatation va commencer, vous savez que la muqueuse plissée, accidentée par les saillies papilliformes, villeuses, bourgeonnantes, alternant avec les cryptes des cæcums glandulaires dilatés, offre la disposition d'un réceptacle d'éléments phlogogènes, profondément enfouis et inaccessibles, pour la plupart, à une action superficielle. — Vous aurez beau instiller, gratter superficiellement, essuyer cette surface malade, à moins de tout détruire jusqu'à la couche profonde de la muqueuse, votre intervention sera insuffisante. Mais vous allez dilater, c'est-à-dire multiplier la surface, l'étaler, la décupler, amincir la muqueuse par conséquent ; pour peu que vous poussiez la dilatation un peu loin, vous obtiendrez un nivellement de cette muqueuse aussi complet que possible. Les glandes vont s'effacer et les culs-de-sac sinueux et profonds seront maintenant représentés par de simples dépressions où un topique atteindra facilement. Grâce à ce déplissement, une action thérapeutique, naguère insuffisante, va devenir très efficace. — Or, remarquez que, au fur et à mesure que ce déplissement, cet étalement s'opèrent, la dilatation de la tente-éponge se fait... que dis-je ! elle ne la suit pas, elle la précède, puisqu'elle en est l'agent. Le contact entre le corps dilatant et la surface dilatée ne cesse pas un instant. C'est une action continue, non plus topique, mais en réalité antiseptique. Ce que les crayons et les liquides ne peuvent pas réaliser, la tente-éponge le fait, car son séjour intra-utérin est garanti et rendu certain par son action dilatatrice même. Ce qui fait l'asepsie du corps dilatateur, garantit son action antiseptique sur la muqueuse utérine. — La métrite chronique est surtout une lésion de profondeur ; quand on dilate, on met à nu les parties profondes ; on décuple ainsi la surface et, par le même procédé, on décuple l'action topique.

Qu'on ne vienne donc plus reprocher à la dilatation, ainsi pratiquée, de créer des dangers de septicémie!

Je me crois autorisé, au contraire, à affirmer que, loin d'être nuisible, son action est *curative*. — Elle l'est assurément. — Je puis avancer aujourd'hui nombre d'observations où la dilatation m'a suffi pour guérir l'endométrite. Je n'en voulais user qu'à titre de préliminaire, et j'ai pu constater un résultat définitif que je n'espérais pas.

Reste à savoir quel est le meilleur agent à utiliser comme topique antiseptique, auquel l'éponge ou la laminaire serviront de véhicule sans perdre de leur propriété de dilater, tout en se dilatant eux-mêmes.

Depuis longtemps j'ai adopté l'*iodoforme*. Depuis longtemps je me sers de la solution saturée d'éther iodoformé pour la désinfection de toutes sortes de corps dilatateurs.

Il suffit de plonger la tente-éponge, la tige de laminaire, de tupelo ou de gentiane dans cette solution pendant une demi-heure, pour en obtenir l'imprégnation aussi complète que cela est nécessaire, par l'iodoforme, ce dont on peut s'assurer par des sections de la substance dilatatrice.

Il suffit maintenant de laisser évaporer l'éther qui a servi à transporter la poudre d'iodoforme en solution. Cette évaporation est très rapide.

On constate :

1° Que l'éther saturé d'iodoforme a pénétré très profondément ;

2° Que l'éponge et la laminaire n'ont été nullement gonflées par l'immersion dans l'éther. — Tout au plus la laminaire a-t-elle été légèrement assouplie, ce qui n'a rien que d'avantageux, car on peut profiter de cette souplesse passagère pour lui donner la courbure que l'on désire ;

3° Que, trempée après cela dans l'eau, ou mise au contact d'un liquide, la tente dilatatrice n'a rien perdu de sa dilatabilité propre et se gonfle avec la plus grande facilité.

En résumé, rien n'est changé, sinon que les corps ainsi préparés sont chargés d'iodoforme et deviennent des *véhicules excellents* d'une substance reconnue comme un excellent topique et un antiseptique de premier ordre.

Tel est le résultat de cette manière de faire. — Si j'en parle aussi longuement, c'est que je crois être un des premiers à l'avoir imaginée. En effet, Herff, de Darmstadt, à qui on la rapporte généralement, ne me paraît en avoir usé que dans le milieu de 1885 (Berlin, *Klin. Woch.*, n° 25, 1885), alors que des observations publiées (thèse de Soto y Alfaro, 1885) ou communiquées verbalement

(Société obstétricale et gynécologique de Paris) se rapportent à des faits de beaucoup antérieurs qui me sont personnels. — Depuis plus de deux ans, j'use de l'éther iodoformé pour préparer l'éponge et la laminaire; au surplus, je pense que cette invention n'a rien de bien remarquable et que l'idée a pu en venir à beaucoup de médecins en même temps. — Je la recommande comme très simple et très sûre.

Mais s'il me fallait soutenir la question de priorité dans l'invention, je serais fort embarrassé, ayant usé empiriquement du moyen que je conseille sans savoir que la chose eût été déjà essayée. Toutefois je peux dire que Herff ne mentionne que la désinfection du *tupelo*. — Or on sait que ce genre de dilatation est tombé depuis longtemps en désuétude en France et en Allemagne, ce qui expliquerait que l'on ait apporté peu d'attention au conseil si utile cependant donné par l'auteur. Je suis probablement le premier, en France au moins, à avoir utilisé la même méthode pour l'éponge et la laminaria.

Ce que j'ai dit précédemment de l'action curative des corps dilatateurs ainsi préparés, dans l'endométrite, me dispense d'y insister à nouveau. — Ceux qui ont expérimenté les avantages de l'iodoforme en gynécologie comprendront pourquoi ce contact permanent, cette embrocation constante des éléments malades de la muqueuse par la substance qui imprègne l'éponge, et que celle-ci décharge constamment dans la cavité utérine, est un procédé excellent de modification de cette muqueuse, et une garantie à la fois contre tout danger de septicémie ou d'inflammation.

Je puis donc conclure d'un mot : — L'éponge, la laminaire, etc., préparées antiseptiquement et surtout par l'éther iodoformé, sont, en même temps que des substances dilatatrices complètement *aseptiques*, des *véhicules parfaitement appropriés au transport* des substances antiseptiques dans la matrice. — Ils sont donc des agents dilatateurs et topiques tout à la fois (dans le sens d'agents thérapeutiques ou mieux de porte-topiques).

Si l'action curative de ces agents échoue, ce qui arrivera assez souvent dans les formes d'endométrite un peu accentuées, et d'une manière constante dans les formes invétérées, la dilatation ainsi faite n'en aura pas moins, à titre de préliminaire, facilité l'opération à intervenir et assaini le terrain opératoire.

II

Divulsion de l'utérus — ou dilatation forcée du col contre les diverses formes de l'hystéralgie. — Élongation des plexus nerveux utérins. — Le deuxième point a trait à l'action de la dilatation sur les états névralgiques du bassin. — Je dis du bassin, parce que : 1° il est souvent difficile de localiser la douleur dans un point ou dans un organe précis : col ou corps de l'utérus, muqueuse du cul-de-sac, ou muscles du vagin, ligaments utérins, ovaire, plexus péri-utérins, etc., etc.; 2° parce que ces névralgies sont fréquemment erratiques et susceptibles de se déplacer, pour un temps, d'un point sur un autre.

Le fait le plus habituel, c'est qu'elles coïncident avec des états pathologiques de la muqueuse ou de la musculature des voies génitales, parfois même avec de vieilles lésions paramétritiques ou périmétritiques, des cicatrices anciennes du col, de la dysménorrhée douloureuse ou pseudomembraneuse, etc.— Rarement elles sont le fait d'un trouble fonctionnel isolé de l'ovaire.

Le plus communément, chez les femmes ainsi affectées, la vulve, le vagin, le col utérin sont susceptibles au simple contact, ils sont irritables, ils sont souvent douloureux au moindre attouchement. J'ai éprouvé que cette hyperesthésie à laquelle il faut, malgré tout, deux espèces de causes : d'abord un état pathologique local quelconque, ensuite une disposition spéciale des femmes à la névropathie, pouvait céder à une violence momentanée exercée sur le col utérin. — J'ai constaté que certaines femmes étaient guéries par le seul fait de la dilatation *forcée extemporanée* du col.

En essayant de ce moyen, j'avais en vue d'imiter les procédés chirurgicaux de la dilatation forcée contre le vaginisme ou contre la fissure intolérante de l'anus.

Tout le monde sait que, d'après les recherches anatomiques de Frankenhœser et les expériences physiologiques de Ranvier, Vulpian, Dembo, etc., les centres de la sensibilité tactile aussi bien que de la sensibilité réflexe de l'utérus, siègent au fond du vagin, autour du col et de l'isthme utérin. Là sont des plexus denses qui, d'une part, pénètrent le tissu utérin et qui, d'autre part, sont reliés étroitement par mille filets délicats à tout l'appareil d'innervation du bassin. C'est en cette région que se localise la douleur parfois excessive de la période de dilatation de l'accouchement. — C'est là que la dilatation artificielle doit, à mon avis, produire un effet favorable. — La distension forcée du col dans ces conditions, et lorsqu'elle est portée assez loin, me paraît devoir jouer exactement le rôle de l'*élongation des nerfs* contre les névralgies. La violence que je produis, c'est d'abord la distension des faisceaux musculaires contracturés, leur dissociation ; c'est ensuite l'élongation et le tiraillement des plexus nerveux, suivis de leur paralysie sensitive.

Ces explications me paraissent appuyer théoriquement l'intervention que je propose contre ce qu'on appelle communément l'*hystéralgie.*

Les faits sont d'accord avec le raisonnement.

En 1884 j'ai, pour la première fois, obtenu la cessation immédiate des douleurs, chez une malade de la clinique d'accouchement et de gynécologie de la Faculté. Le fait est

rapporté dans la thèse, déjà citée, de M. le Dr Soto. Il ne
s'agissait que de névralgie.

L'année suivante, j'ai traité une malade qui se présentait
dans une situation plus complexe. Il s'agissait d'une oblitération cicatricielle quasi totale du fond du vagin, suite
d'opérations obstétricales. De plus, endométrite chronique,
— suppuration abondante. — Douleurs de deux ordres, les
unes intolérables, paroxystiques, à forme névralgique;
les autres plus modérées, à forme expulsive. Ces dernières
rappelaient le ténesme vésical ou anal et étaient passibles
d'ailleurs d'une explication similaire, car je pus constater
plus tard l'existence de bourgeons exubérants de la muqueuse du corps de l'utérus, herniés à travers l'orifice
interne affecté de contracture spasmodique. — Là était
la cause de ce ténesme utérin, qui ne cessa d'ailleurs que
par le curage. — Mais le plus remarquable était l'existence de *vomissements incoercibles* tout aussi caractérisés
que ceux de la grossesse. — Affaiblissement, maigreur
extrême, anémie, cachexie même, fièvre à forme intermittente. — Je me hâtai de restaurer chirurgicalement le fond
du vagin et de rendre le col de l'utérus accessible. — Je
constatai ensuite que la pulpe du doigt pénétrait de près
d'un centimètre environ dans l'orifice externe. — Mais le
reste du trajet était infranchissable, horriblement douloureux. — J'endormis la malade. Je dilatai violemment tout
le trajet cervical. — Le lendemain les vomissements
cessèrent totalement ainsi que les violentes douleurs
névralgiques et paroxystiques. — Je note que l'on ne
peut songer à faire bénéficier la narcose chloroformique de
ce résultat, car cette femme avait été déjà endormie pour
l'opération du vagin, et cela sans modification des phénomènes douloureux ou réflexes. — Le ténesme utérin,
c'est-à-dire les coliques sourdes, très supportables d'ailleurs, ne disparurent qu'après l'abrasion de la muqueuse.

Je n'ai pas trouvé souvent l'occasion de traiter des cas

aussi caractérisés, mais j'ai fait l'essai de la dilatation forcée extemporanée chez une douzaine de malades environ. — J'en ai toujours retiré de bons effets. — Ces effets ont été, tantôt définitifs, tantôt plus ou moins durables.

Dans les deux tiers des cas, la douleur a disparu complètement, et jusqu'ici, à ma connaissance, elle n'a pas reparu. Dans un cas, il s'agissait d'une jeune fille affectée de dysménorrhée atrocement douloureuse. Chez un tiers de mes malades la douleur a reparu, après quelques mois, sous forme d'ovaralgie ou de névralgies lombo-sacrées ; une fois, fait très singulier, sous forme de névralgie vésicale d'abord, puis vulvaire très localisée ; dans ce cas, elle est aujourd'hui très atténuée sinon disparue.

Ces résultats m'engagent à persister dans cette voie, d'autant que tous les gynécologues sont d'accord pour reconnaître la ténacité des affections auxquelles je fais allusion et la difficulté de les guérir.

Je ne puis passer sous silence que, il y a quelques mois, dans une société savante américaine, le docteur Goelet préconisa un procédé analogue au mien, sous le nom de *dilatation rapide*. Sa note vise la dysménorrhée et la stérilité. — Une discussion s'ensuivit ; d'autres gynécologues partagèrent les idées de Goelet.

A un premier résumé de la communication de cet auteur, paru dans le numéro du *Répertoire universel d'obstétrique et de gynécologie*, j'ajoutai une note additionnelle qui mentionnait ma manière de faire, déjà ancienne, publiée dans la thèse de Soto.

Manuel opératoire.

Voici comment je procède :

1° J'endors généralement le malade ; la cocaïne me paraît insuffisante, et puis elle n'affecte que la sensibilité de la muqueuse, tandis qu'il est important de soustraire la malade à des réflexes éloignés en supprimant l'excitabilité nerveuse par la narcose chloroformique.

Je fais précéder l'anesthésie par une injection sous-cutanée d'un milligramme d'atropine et d'un centigramme de morphine en solution.

2° J'adopte le procédé de la *divulsion extemporanée du col ou dilatation forcée*. Je ne me suis jamais servi des bougies de Hégar pour cela, mais je crois qu'elles peuvent amener au même résultat, à condition de ne pas reculer devant la nécessité d'arriver rapidement aux plus forts numéros. — Je me sers du dilatateur de Sims, qui est puissant et bien en main.— Une fois la divulsion poussée aussi loin que possible avec cet instrument, je me sers d'un dilatateur que j'ai fait construire par M. Mathieu et qui n'est autre qu'un modèle très grandi du dilatateur de M. Pajot.

3° La *dilatation rapide, obtenue en trente-quatre ou quarante-huit heures par les lentes dilatatrices*, peut guérir certaines névralgies ou dysménorrhées douloureuses, j'en ai acquis la certitude dans quelques cas; mais j'avoue que je juge ce procédé infidèle après l'avoir éprouvé par moi-même ; aussi n'est-ce point de ce genre de dilatation que j'ai voulu parler et n'ai-je pas fait entrer les observations de ce genre dans la statistique que j'ai citée en abrégé. Les tentes ne dilatent pas assez; la violence est donc insuffisante. Il faudrait, pour bien faire, être sûr que l'on brise beaucoup de filets nerveux. De plus, l'élongation, le tiraillement des nerfs se fait trop lentement. Parfois, le plus souvent même, on constate que la douleur s'accroît notablement après l'introduction de la seconde ou de la troisième tige. Je ne saurais donc recommander cette méthode avec autant de confiance que la divulsion.

4° Les précautions antiseptiques avant, mais surtout après la divulsion, sont de toute rigueur. Il y a des déchirures de la muqueuse ; il faut toucher toutes les surfaces cruentées avec la créosote ou l'iodoforme.

J'ai l'habitude de nettoyer la cavité utérine en totalité, une fois l'opération effectuée ; mais, lorsque la chose est possible, je passe, une ou deux fois, préalablement à la divulsion et dans les quelques jours qui suivent, un écouvillon très doux chargé de glycérine créosotée à un tiers. En tout cas, je ne manque pas de le faire après.

Si la muqueuse est malade, ce dont je m'assure par l'examen des sécrétions ou d'une parcelle extraite avec la curette, dès qu'un soupçon me vient, je la gratte avec un écouvillon dur.

5° *Je n'ai jamais constaté d'accidents*, ni septiques, ni nerveux. — D'ailleurs, je n'en ai jamais constaté un seul après l'emploi d'une méthode quelconque de dilatation, et j'en ai pratiqué un très grand nombre.

6° Il ne faut jamais opérer la divulsion forcée dès qu'il existe un noyau de paramétrite à la période aiguë ou même subaiguë. Je n'ai cependant pas toujours été arrêté par cet obstacle. Dans deux cas, j'ai opéré sur des cols malades, avec lacérations douloureuses assez récentes, et noyaux de cellulite juxta-utérine de date peu éloignée, et je n'ai pas observé de complications. Je sais que beaucoup de gynécologues passent outre et dilatent malgré cela ; mais ma religion à cet endroit n'est pas suffisamment faite pour que je me prononce aussi catégoriquement. Je crois que le danger est minime, mais je ne saurais conseiller de le braver, alors qu'il suffit de temporiser un peu pour agir en toute sécurité. J'engagerais donc, en pareil cas, à attendre une douzaine de jours ou plus, et à user, pendant ce temps, des injections répétées de solutions antiseptiques à haute température.

Je ne veux pas me laisser entraîner trop loin dans ces aperçus de thérapeutique ultra-utérine, mais je n'ai pas voulu omettre de rappeler ici l'un des grands éléments de progrès de la gynécologie moderne, à savoir : le traitement local, immédiat, raisonné et logique des altérations septiques de la muqueuse utérine. Ici comme partout, dans le domaine médical vraiment scientifique, c'est la notion de cause qui fortifie le choix du traitement. C'est la pathogénie solide qui dissipe les errements de l'empirisme pour les remplacer par une thérapeutique rationnelle. Nous devons être heureux de constater une fois de plus que la doctrine Pastorienne se trouve aussi hautement confirmée dans le domaine gynécologique que dans les autres branches de la médecine.

M. le docteur Brissay a utilisé autant qu'on pouvait le faire, tous les principes qui découlent de cette doctrine, pour les adapter aux préceptes généraux de la chirurgie gynécologique. Les détails nombreux que son ouvrage renferme, à cet égard, suffiraient à lui donner une couleur toute particulière et à garantir son utilité pour les praticiens.

DOLÉRIS.

CHAPITRE PREMIER

ANESTHÉSIE CHIRURGICALE

LA NARCOSE

LE CHLOROFORME est l'agent le plus communément employé pour obtenir l'anesthésie en chirurgie et en obstétrique. On emploie pour l'administrer des méthodes diverses. Quelques chirurgiens le donnent pur, à doses massives au début. A l'aide d'un petit flacon à double tubulure (fig. 1), on le verse sur un morceau de flanelle disposé sur un masque en fil de fer (fig. 2) de façon que tous les orifices respiratoires sont complètement recouverts.

— D'autres, comme Billroth, donnent un mélange de chloroforme et d'éther.

Schrœder, de Berlin, et Léopold, de Dresde, obtiennent une narcose très sûre et sans accidents par l'administration du chloroforme retiré directement du chloral. Généralement on fait précéder la chloroformisation de l'*injection sous-cutanée de morphine* à la dose d'un ou deux centigrammes. Cette pratique supprime les vomissements si fréquents dans les grandes opérations de gynécologie, à

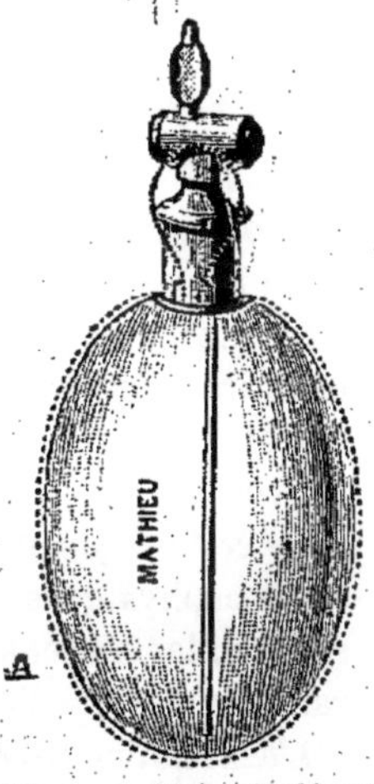

Fig. 1. — Flacon de chloroforme.

cause des réflexes partant du vagin et de l'utérus, et elle évite ainsi les ruptures que les efforts pourraient occasionner dans les sutures. Elle est fréquemment usitée en Allemagne.

Le docteur Aubert, de Lyon, emploie un procédé mixte (*atropine, morphine et chloroforme*) qui a pour but d'éviter la syncope cardiaque et de supprimer la période d'excitation et les vomissements.

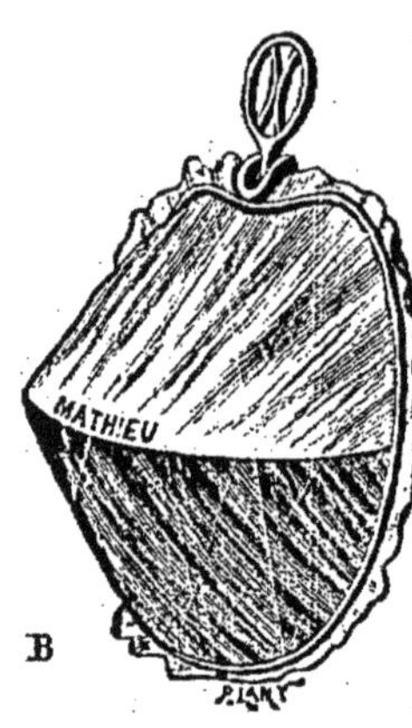

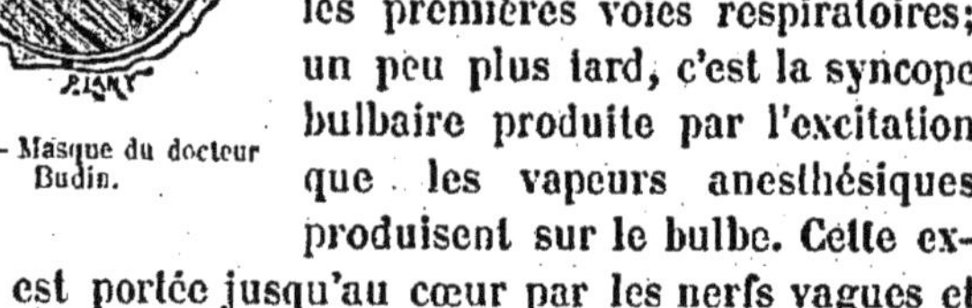

Fig. 2. — Masque du docteur Budin.

— En effet, d'après Dastre et Morat, la syncope cardiaque, qui est l'accident le plus redoutable de la narcose, se présente sous deux formes :

Au début, c'est la syncope laryngo-réflexe produite par l'irritation que le chloroforme exerce sur les premières voies respiratoires; un peu plus tard, c'est la syncope bulbaire produite par l'excitation que les vapeurs anesthésiques produisent sur le bulbe. Cette excitation est portée jusqu'au cœur par les nerfs vagues et produit une syncope qui peut devenir mortelle.

La morphine pare à cette excitation laryngo-réflexe et bulbaire. L'atropine paralyse le nerf vague et empêche l'arrêt cardiaque en accélérant le cœur et en augmentant la pression sanguine.

De cette façon il ne reste plus à redouter que les accidents asphyxiques dus à l'arrêt de la respiration, et l'on sait que les moyens ne manquent pas de rappeler la respiration avant que l'asphyxie soit avancée.

L'association préconisée par Aubert diminue même les chances d'asphyxie, puisqu'elle amoindrit la sécrétion salivaire et supprime le râle trachéal. De plus, les vomissements sont très rares et le réveil est obtenu facilement.

Cette méthode a été éprouvée plus de 800 fois par les chirurgiens lyonnais et toujours avec les meilleurs résultats.

F. Fischer se sert d'un mélange composé de deux vo-lumes de *diméthylacétal* et d'un volume de *chloroforme*. Ce mélange, comme tous les anesthésiques non chlorés agit surtout sur la respiration et peu sur le cœur; avec lui il n'y a donc pas à redouter la syncope.

Pratique de F. Fischer.

— Il est recommandé :

1° Lorsqu'il existe des maladies organiques du cœur;

2° Dans les cas où le chloroforme provoque des symptômes inquiétants et où l'opération ne peut être terminée sans anesthésie;

3° Dans les cas de néphrite, de maladies des centres nerveux, dans la paralysie infantile, l'épilepsie;

4° Dans les laparotomies, lorsqu'on veut éviter le catarrhe de l'estomac et les vomissements.

— En France la plupart des chirurgiens administrent le chloroforme seul en le versant simplement sur une compresse pliée en quatre doubles, que l'on tient à une petite distance du nez et de la bouche.

C'est à Paris que Paul Bert a fait ses belles expériences sur les effets anesthésiques produits par les mélanges exactement titrés d'air et de chloroforme. — Le docteur Dubois a mis à profit le résultat de ces recherches. Il a fait construire par Mathieu un appareil à chloroformisation (fig. 3) qui produit exactement les doses titrées que l'on désire administrer aux malades.

Méthode de P. Bert par les mélanges d'air et de chloroforme.

Cet appareil est mis en usage par le professeur Péan à sa clinique de l'hôpital Saint-Louis, pour toutes les opérations dans lesquelles la narcose doit être prolongée. Grâce à lui on obtient une anesthésie régulière que l'on pourra prolonger sans danger, le chloroforme employé étant réduit, au cours de son administration, à la dose minima nécessaire pour entretenir l'anesthésie.

Cet appareil permet en somme de donner le chloroforme mélangé à l'air respirable à des doses exactement connues et que l'on peut varier au courant même de l'anesthésie.

Le système de dosage comprend :

1° Un récipient R (fig. 3) mis en communication avec un bec verseur B.

2° Un plongeur élévateur en métal P, qui peut pénétrer sans frottement dans l'intérieur du récipient R pour en chasser le liquide vaporisable par déplacement. Ce piston est invariablement relié à une crémaillère c commandée

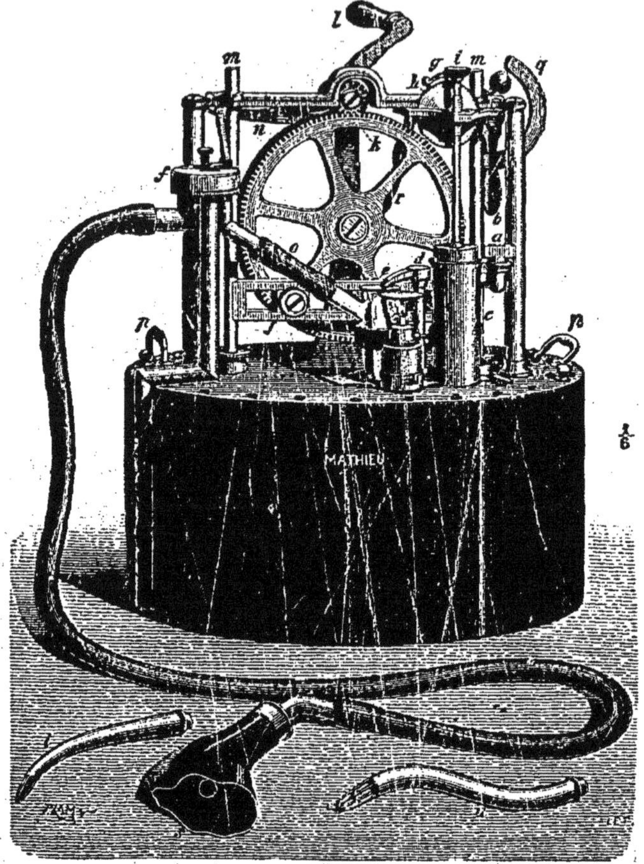

Fig. 3. — Appareil du docteur Dubois pour l'administration des mélanges exactement titrés d'air et de chloroforme.

par un pignon P qui est mis en action par une roue dentée R et un cliquet d'entraînement C.

Ce cliquet actionné par un levier à main L est ramené à son point de départ par un contrepoids.

3° La mesure du volume de gaz se fait par une soufflerie S constituée par un tambour en métal dans lequel se meut un piston Q qui est commandé par deux tiges *t, t*.

Ce tambour porte à sa partie inférieure un tube métallique T de refoulement qui laisse échapper le mélange contenu dans la partie inférieure de la soufflerie, un second tube T' sert de tube d'échappement quand *ie* mélange est au-dessus de la face supérieure du piston.

Le mélange est alors conduit dans un distributeur, d'où partent deux autres tubes *t" t'"* qui le conduisent dans le tube mobile auquel on adapte le masque inhalateur ou diverses autres pièces telles que tube nasal, laryngien, rectal, etc., selon les besoins de chaque cas.

Tout l'appareil est mis en mouvement par une manivelle qu'un aide fait marcher.

Enfin il ne dépense que la dose de chloroforme mathématiquement indispensable pour l'effet que l'on veut obtenir.

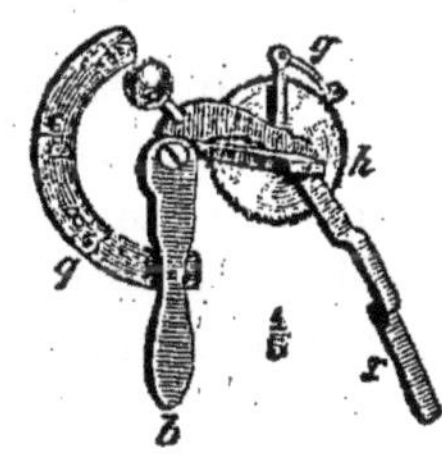

Fig. 3 *bis.*—Détails de l'appareil du docteur Dubois.

Dans certaines opérations de la face et du cou qui ne permettent pas l'application du masque inhalateur, on remplace ce dernier par des tubes que l'on enfonce directement dans le larynx et qui portent dans les voies respiratoires mêmes le mélange anesthésique.

Malheureusement il n'est pas très commode de se servir, en dehors de la pratique hospitalière, de cet appareil qui est volumineux et d'un prix assez élevé, et dans la plupart des cas on devra revenir à l'administration ordinaire du chloroforme.

Essai du chloroforme.

— Avant tout, il faudra s'assurer d'un chloroforme très pur ; celui qui est retiré directement du *chloral* est certainement le meilleur. Pour que le chloroforme soit jugé pur, il faut que, versé sur une feuille de papier blanc, il s'évapore sans laisser de tache et que son odeur soit agréable. S'il ne réunit pas ces conditions, on doit avant de s'en servir lui faire subir une nouvelle distillation qui l'épure complètement.

Administration du chloroforme.

Une demi-heure avant de commencer les inhalations on fera une injection d'un ou deux centimètres cubes de solution de morphine au centième.

Le malade sera placé alors dans une position convenable pour que les mouvements abdominaux et thoraciques s'effectuent avec la plus grande facilité; on appliquera exactement sur les orifices respiratoires le masque inhalateur figuré plus haut et sur lequel on *versera* 2 à 3 grammes de chloroforme pour commencer.

Quelques chirurgiens prennent la précaution de recouvrir avec un corps gras la peau du visage pour qu'elle ne soit pas brûlée par le contact du narcotique.

Au commencement de l'anesthésie on obligera le malade à compter à haute voix; cette méthode, qui est suivie par Bardeleben, de Berlin, a pour but d'obliger le malade à respirer régulièrement et d'empêcher les spasmes du diaphragme.

Au début, le pouls s'accélère légèrement, puis survient généralement la période d'agitation, qui disparaît vite si l'on augmente à ce moment la dose de chloroforme. — Après cette période arrive la période de résolution; les membres soulevés retombent inertes sur le lit; les pupilles se contractent; le rhythme de la respiration s'établit d'une façon régulière, l'anesthésie est complète et il ne reste plus qu'à l'entretenir par l'administration de petites doses répétées de chloroforme.

On interrogera constamment le pouls pour connaître l'état du cœur, et la pupille pour savoir si l'abolition du mouvement et de la sensibilité est bien complète.

L'aide doit s'assurer que la narcose persiste, en touchant souvent de la pulpe du doigt la *cornée*, qui doit rester insensible à ce contact. Aucun mouvement ne doit se produire dans la musculature de l'œil.

Si un mouvement se produit, si faible qu'il soit, c'est que le malade est sur le point de s'éveiller, et c'est une indication pour l'aide de reprendre les inhalations. Ce moyen est sûr et d'ailleurs indispensable pour obtenir une anesthésie continue.

Assez souvent la langue retombe sur le larynx et vient empêcher le passage de l'air; on peut éviter cet accident en fermant la bouche du malade et en projetant, en avant et en haut, le maxillaire inférieur. Cette manœuvre soulève la région sus-hyoïdienne et en même temps la base de la langue.

Si la langue est déjà tombée en arrière, on l'attire avec une pince (fig. 4) hors de la bouche et on la maintient en dehors.

Si le malade cesse de respirer, s'il pâlit, si le pouls baisse et disparaît, c'est le commencement de l'asphyxie et de la syncope. Il faut suspendre de suite l'adminis-

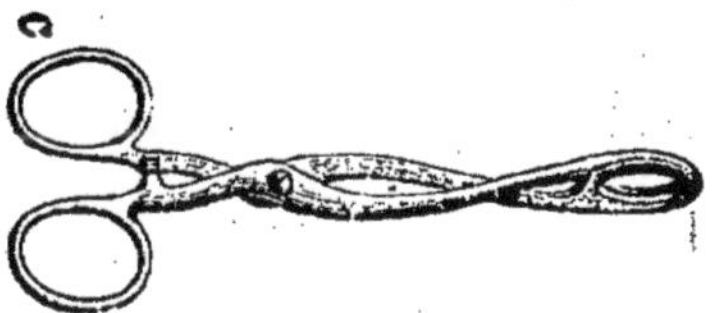

Fig. 4. — Pince pour la langue.

tration du chloroforme, desserrer les dents, attirer la langue dehors, et mettre la tête du patient très basse, de façon à produire l'afflux mécanique du sang aux centres nerveux.

En même temps, deux aides feront la respiration artificielle. Chaque aide prendra un des bras du malade, l'avant-bras fléchi sur le bras, et lui fera décrire un mouvement bien symétrique de bas en haut et de haut en bas, les deux coudes revenant presser sur la base du thorax de façon à rendre l'inspiration et l'expiration aussi complètes que possible. Ces manœuvres devront être exécutées par les deux aides avec des mouvements rhythmés bien symétriques.

Si ces moyens ne réussissent pas, on tâchera de ramener la respiration et les mouvements du cœur par l'application de l'électricité. Un pôle d'une machine à courants intermittents sera placé le long du cou sur le trajet du pneumo-gastrique, l'autre pôle placé sur le diaphragme.

Chez les sujets préalablement affaiblis par des hémor-rhagies, on rétablira la tension sanguine par une injection sous-cutanée d'éther, que l'on aura soin de pousser dans le tissu adipeux et non dans la couche cutanée.

Toutes ces manœuvres doivent être continuées très longtemps, car l'on a vu des malades revenir à eux après un temps assez long de mort apparente.

— Pour réveiller le malade, en l'état normal, il suffit de cesser le chloroforme et de lui frapper le visage avec un linge trempé d'eau froide.

— Pour éviter les vomissements, il est bon de ne donner le chloroforme que lorsque le malade est à jeun. Parfois des efforts de vomissements se produisent pendant l'opé-ration. Il faut augmenter alors la dose de chloroforme.

— Il ne faut jamais endormir un malade assis, parce que cette position favorise la syncope.

Pratique de Martin.   — Quelques chirurgiens, et en particulier Martin, de Ber-lin, ont une pratique que je ne saurais trop recommander. Dans la clinique de gynécologie de Martin, les malades sont endormies dans leur lit; quand l'anesthésie est obtenue d'une façon à peu près complète, on les met dans un lit à roulettes et par un ascenseur on les monte rapidement à la salle d'opérations; l'opération terminée, on les rapporte dans leur lit par les mêmes moyens. De cette façon on a évité aux malades l'impression toujours pénible des préparatifs de l'opération et la vue des aides et des spectateurs. En un mot la patiente est opérée sans avoir conscience d'être sortie de son lit.

ANESTHÉSIE LOCALE

Dans les opérations courtes et peu douloureuses, on em-ploie, autant que cela est possible, l'anesthésie locale.

Anesthésie par réfrigération.   Depuis longtemps l'on connaît l'anesthésie locale obtenue par la réfrigération. On la produit avec un mélange de deux parties *de glace* et une partie *de sel marin* ; on met le tout dans un petit sac imperméable que l'on applique sur la partie à anesthésier.

Le froid est produit plus facilement encore en pulvérisant *de l'éther* sur la région à opérer, avec un appareil de Richardson : en s'évaporant rapidement, l'éther refroidit la région, qui devient d'un blanc mat et complètement insensible.

L'anesthésie par *réfrigération* a l'inconvénient de produire une réaction douloureuse assez violente quand la région n'est plus sous l'action du froid.

Dans certaines opérations plastiques sur le vagin et l'utérus, quelques chirurgiens ont l'habitude de faire couler continuellement un filet d'une solution antiseptique destiné à protéger le champ opératoire. Cette pratique supprime les compresses et les éponges. Elle aide en outre à l'hémostase locale, car il suffit d'user d'une *solution chaude*, à 45 ou 50 degrés, pour diminuer l'écoulement du sang dans le champ opératoire. L'irrigation chaude a aussi un résultat *anesthésique*. Elle peut quelquefois permettre de pratiquer des opérations assez longues sur la muqueuse vaginale sans qu'il soit nécessaire d'employer le chloroforme.

Le contact prolongé de l'eau chaude et surtout d'une solution phéniquée diminue en effet beaucoup la sensibilité. Malheureusement les doigts du chirurgien y perdent un peu de la délicatesse du toucher.

— Le docteur Chandelux, de Lyon, a trouvé qu'en ischémiant au préalable la partie sur laquelle doit porter l'opération, au moyen de la *bande d'Esmarck*, l'anesthésie se produit avec beaucoup plus de rapidité.

Par l'interruption de la circulation, tout apport de calorique est en effet supprimé, la réfrigération de la région est plus rapide et il suffit de pulvériser de l'éther pendant 20 à 40 secondes pour que l'anesthésie locale soit complète ; elle persiste deux ou trois minutes après l'ablation de la bande.

Ce moyen pourra être utilisé dans les petites opérations sur les membres.

La cocaïne. — La cocaïne est employée fort communément, depuis ces dernières années, comme anesthésique local. On l'a utilisée au début dans les opérations sur les muqueuses.

Le pouvoir absorbant de ces membranes rend aisée l'action de cet anesthésique puissant, qui a été employé tout d'abord en *ophthalmologie*. La cocaïne rend absolument insensibles la cornée et la conjonctive en agissant sur les extrémités nerveuses sensitives et vaso-motrices. Cette anesthésie est accompagnée d'une contraction des vaisseaux qui diminue les sécrétions.

La cornée est particulièrement sensible à la cocaïne; deux gouttes d'un collyre à 2 pour 100, instillées sur la cornée, suffisent pour la rendre insensible aux petites manœuvres nécessitées pour l'extraction de corps étrangers.

Pour les opérations de plus longue durée : *extraction de la cataracte, tatouage de la cornée, iridectomie, opération du strabisme*, le contact de la cocaïne doit être plus longtemps prolongé et l'on fera quatre ou cinq instillations à quelques minutes d'intervalle.

Dans les opérations qui se pratiquent sur les paupières, l'anesthésie doit être plus complète : un quart d'heure avant l'opération on injecte un centigramme de cocaïne au-dessous et au-dessus de la tumeur ; mais ces injections sous-cutanées ont l'inconvénient de produire dans cette région un œdème qui peut gêner la guérison. — La cocaïne a, en outre, la propriété de dilater la pupille sans presque porter atteinte à l'accommodation; son action mydriatique se dissipe rapidement.

— On a employé cet anesthésique dans les maladies du pharynx et du larynx pour faciliter l'examen au *laryngoscope* et faire tolérer les *corps étrangers* par la muqueuse du larynx. Dans ces cas, il suffit de faire gargariser le malade avec des solutions de chlorhydrate de cocaïne à 2 pour 100.

— Pour ma part, j'emploie depuis deux ans l'injection de cocaïne dans l'*urèthre*, pour faire supporter le *cathé-*

térisme aux sujets nerveux et qui ont l'urèthre trop irritable. — J'emploie généralement la solution suivante :

Chlorhydrate de cocaïne. . . . .   2 parties.
Huile   100   —

Cette injection est maintenue dans l'urèthre pendant un quart d'heure environ, et aussitôt après, je fais la dilatation qui est généralement très bien supportée par les malades.

On emploie la solution aqueuse à 4 pour 100 en injections dans la vessie, toutes les fois que l'on a affaire à une *vessie intolérante*, dans l'*exploration simple* ou avec dilatation par un liquide, et dans la *lithotritie*.

— On se sert aussi avec succès de cet anesthésique en instillations sur le col de la vessie, dans les *cystites* douloureuses du col et dans certaines *incontinences d'urine*.

— Les gynécologistes ont utilisé la cocaïne dans la plupart des affections douloureuses de la vulve et du vagin (*vaginisme*), et aussi pour produire l'anesthésie de ces régions dans les opérations de peu de durée.

Schramm se sert d'une solution de 20 pour 100 qui lui a permis de faire des opérations de longue durée, *colporrhaphie* antérieure et postérieure, sans que les malades aient ressenti la moindre douleur.

Il conseille l'emploi de cet anesthésique toutes les fois que le chloroforme est contre-indiqué : dans les opérations de *fistules*, le *curettage* de l'utérus, l'excision des kystes du vagin et la plupart des opérations qui portent sur la portion vaginale de l'utérus.

Doléris, le premier, a employé avec un succès variable les badigeonnages de cocaïne sur le col pour calmer les douleurs de l'*accouchement* ou celles qui résultent de la déchirure du col. Les résultats sur la muqueuse vulvo-vaginale sont beaucoup plus constants contre la douleur que provoque le passage de la tête à l'orifice vulvaire.

Le docteur Hergott se sert d'une solution de 4 pour 100, en badigeonnages sur les *gerçures du sein*.

Ce badigeonnage se fait avec un pinceau sur les surfaces érodées; dix minutes après, les parties badigeonnées sont lavées avec de l'eau tiède, essuyées avec un linge sec et l'on met l'enfant au sein. — Les femmes peuvent alors allaiter sans douleur; les gerçures s'améliorent et, lorsqu'elles sont peu profondes, elles disparaissent rapidement sans autre traitement.

— Enfin l'on emploie encore les applications de la cocaïne lorsque la peau est dépourvue de son épiderme comme dans les *brûlures*. Son action anesthésique très nette procure un grand soulagement aux malades.

— En outre de ces applications superficielles, les chirurgiens ont essayé d'employer les propriétés anesthésiques de la cocaïne administrée par la voie hypodermique dans des opérations diverses.

Les tentatives faites par **Verchère,** en France et **Cecci,** en Italie ont donné des résultats intéressants.

L'un et l'autre pratiquent des injections sous-cutanées dont la dose ne dépasse pas 2 centigrammes de chlorhydrate de cocaïne au maximum.

L'injection doit être faite de sept à dix minutes avant le début de l'opération.

L'insensibilisation est bien plus parfaite quand on circonscrit le champ opératoire avec les injections, surtout si ce champ est assez petit pour être influencé tout entier par la solution.

Autant que possible, l'injection doit être faite en dehors du lieu où doivent être placés les points de suture, à un centimètre environ des lèvres de l'incision, afin que l'œdème qu'elle détermine ne vienne pas entraver la réunion par première intention.

Ceci combine les injections hypodermiques avec les badigeonnages sur la peau dont on a raclé l'épiderme, et sur la surface de la plaie pendant l'opération.

Dans les régions où l'œdème se produit facilement, l'injection est contre-indiquée et l'on doit se contenter des applications superficielles.

Grâce à ce procédé, ces chirurgiens ont pu opérer des

fistules, des *fissures à l'anus*, des *hémorrhoïdes*, des *épi-théliomas* de la lèvre, dans des cas où le chloroforme était contre-indiqué et sans que les malades éprouvassent la moindre douleur.

Quand ces injections sont faites dans des régions très riches en éléments veineux, l'absorption de la cocaïne est plus rapide et il peut se produire alors des phénomènes légers d'intoxication générale (vertiges, étourdissements, bourdonnements d'oreilles) qui se dissipent rapidement.

Dans les autres cas, l'absorption de la cocaïne est assez lente et la douleur de l'opération est d'autant moins sentie qu'on attend plus longtemps pour commencer d'opérer.

Je dirai, pour épuiser ce sujet, que cet agent a été utilisé dans un autre ordre d'idées contre les *vomissements in-coercibles de la grossesse* et le *mal de mer*.

CHAPITRE II

ASEPSIE ET ANTISEPSIE CHIRURGICALES

Si l'emploi des anesthésiques et en particulier du chloroforme réussit à supprimer la *douleur* de l'opération, on peut dire aujourd'hui que l'antisepsie a supprimé en grande partie ses *dangers* consécutifs.

Narcose et *antisepsie* sont les deux facteurs puissants des progrès considérables et rapides que la chirurgie a faits pendant la seconde moitié de ce siècle.

C'est pour cela qu'il me semble intéressant de rapporter ici les différents procédés antiseptiques mis en pratique par les chirurgiens modernes. — Tous visent au même but : mettre la plaie à l'abri des germes infectieux d'où qu'ils viennent; détruire ces germes quand ils existent déjà dans la plaie.

En résumé, la méthode a fait ses preuves; elle est acceptée sans contestation par tout ceux qui l'ont appliquée consciencieusement, et il n'y a de divergence aujourd'hui que dans les détails de l'application.

Ce sont ces détails indispensables à connaître que je veux décrire, tels que je les ai vu appliquer par les maîtres de la chirurgie moderne.

Je m'appliquerai à le faire avec d'autant plus de rigueur et de minutie, que beaucoup des opérateurs qui croient faire de la bonne antisepsie sont victimes d'une illusion malheureusement trop commune. C'est bien ici le cas de dire qu'une seule omission, une seule négligence peuvent détruire l'ensemble des précautions que l'on croyait bien prises. Si, en matière d'antisepsie, les moyens et les agents peuvent varier, il est tout aussi constant que rien n'est négligeable. La lutte contre le microbe septique est une véritable chasse dans laquelle il faut s'efforcer d'imiter l'homme de laboratoire. Il faut garder la plaie comme le chimiste garde son ballon de culture ; rien de suspect ne doit l'approcher — fils, instruments, linges, mains, air ambiant, etc., tout doit être pur, quant au présent. Et, quant à l'avenir, l'usage continué ultérieurement d'antiseptiques d'action radicale doit garantir cette pureté.

GÉNÉRALITÉS.

Lister doit être considéré comme l'inventeur incontesté de la chirurgie antiseptique. Il ne faut pas oublier cependant que cette méthode n'est pas née de toutes pièces dans le cerveau de son inventeur. Elle est le résultat éloigné d'essais empiriques accumulés pendant des siècles et par-dessus tout le résultat immédiat des découvertes de **M. Pasteur.**

C'est le savant français aidé de ses élèves qui a démontré expérimentalement l'existence des germes dans l'air ; qui a étudié l'évolution des microbes dans les maladies infectieuses : pyohémie, septicémie, pour ne parler que des infections chirurgicales. De cette donnée générale indiquée par M. Pasteur, *existence de germes nuisibles dans l'atmosphère*, sont nés des procédés divers, des applications multiples : le pansement antiseptique de Lister, le pansement ouaté de Guérin, la méthode antiseptique dans les accouchements, et même certains pansements ouverts.

Dans cette voie désormais largement éclairée, les expérimentateurs ont multiplié les essais ; les cliniciens ont recherché les antiseptiques les plus puissants et en même temps les plus inoffensifs pour les tissus avec lesquels ils sont mis en contact.

L'acide phénique, l'iodoforme, le *sublimé*, le *biiodure de mercure*, le *sous-nitrate de bismuth*, les *acides borique* et *salicylique*, l'alcool, le *chloral*, l'iode, le *chlorure de zinc*, la créosote, les *térébenthines*, le *chlorure de sodium*, l'eau oxygénée, l'eau pure distillée même, etc., toutes ces substances sont appliquées. Elles sont préconisées ou rejetées selon les chirurgiens.

Quelques-uns, comme M. Kœberlé, associent entre eux plusieurs antiseptiques, pensant ainsi rendre leur action plus certaine : les résultats obtenus sont bons, mais il nous semble que c'est là un procédé un peu empirique et qui ne cadre pas avec la méthode expérimentale qui doit présider à toutes les recherches de ce genre.

I. *Topiques antiseptiques*. — Il s'agit ici des agents destinés non seulement à une action préventive, mais aussi à une action directe sur les plaies déjà septiques. Je ne répéterai pas à ce sujet ce qui est connu de tout le monde sur les désinfectants employés habituellement. Je résumerai simplement leur mode d'action tel qu'il est envisagé par Doléris[1], ainsi qu'on a pu en juger par l'introduction qu'il a bien voulu écrire pour le présent ouvrage. Doléris considère aux antiseptiques usuels une triple action : l'action *topique*, l'action *microbicide*, l'action *antiseptique* proprement dite ou *neutralisante* des produits toxiques solubles élaborés dans la plaie.

Il divise les topiques, quant à l'action physique, en *diffusibles* et en *coagulants*. — Les topiques acides et beaucoup d'autres employés purs ou à un fort titre rentrent dans la catégorie des coagulants. — Les huiles essentielles, les composés aromatiques, les térébenthines, les balsamiques, sont des topiques diffusibles, en raison de leurs propriétés de pénétration dans les tissus. Il préfère ces derniers aux premiers. Il place en tête la créosote, le phénol en solution aqueuse ou huileuse, l'iodoforme, etc.

La créosote combinée à la glycérine à $\frac{1}{5}$ ou $\frac{1}{10}$ est un

1. Ses recherches ont été faites au laboratoire de M. Gréhant au Muséum, en collaboration avec le Dr Butte. Elles seront publiées ultérieurement.

antiseptique énergique en même temps qu'un topique précieux. Son action est très active sur les plaies septiques à forme diphthéroïde, gangreneuse, ou bien caractérisées par des granulations torpides exubérantes (fongosités).

C'est ce même mélange que Doléris emploie pour charger l'écouvillon dont il se sert pour nettoyer et racler l'utérus dans les métrites à forme septique. Je reviendrai sur l'écouvillonnage utérin, dans le chapitre qui traite des maladies de la femme.

L'*iodoforme* et l'*iode* ont une action beaucoup moindre sur les plaies que nous signalons plus haut; il faut au préalable détruire par le raclage les bourgeons et les fongosités pour que ces substances produisent leur action antiseptique.

Les topiques coagulants, *nitrate d'argent, acide nitrique, perchlorure de fer, acide chromique*, etc., ont une action plus ou moins profonde sur la surface des plaies septiques, mais sont moins efficaces pour leur cure. D'autre part, ils ne seraient pas dépourvus de dangers :

L'*acide phénique* en solution concentrée (1 pour 5) agit plus profondément que les précédents, mais il a l'inconvénient d'être trop coagulant. Dilué, son action est analogue à celle de la créosote.

II. *Antiseptiques atmosphériques. Désinfectants.* — Beaucoup de travaux ont été faits sur les antiseptiques employés comme désinfectants préventifs de l'air, des plaies opératoires, des instruments, etc., etc., mais il reste encore à faire une étude d'ensemble bien complète sur leur valeur comparative.

Quelles que soient les différences qui existent dans leurs applications, toutes les pratiques agissent dans le sens de la donnée indiquée par M. Pasteur : *destruction ou stérilisation des microbes.* J'y reviendrai plus loin.

Mais je tenais d'abord à rappeler ici l'origine toute française de cette méthode antiseptique qui a donné des résultats si considérables, avant d'entrer dans les détails de son application par les chirurgiens français et étrangers. (Voir p. 39 et suiv.)

MOYENS POUR OBTENIR L'ASEPSIE

Désinfection de l'air.

L'atmosphère. — L'atmosphère étant le milieu dans lequel les germes nuisibles se trouvent en grande quantité, Lister imagina tout d'abord de mettre le champ opératoire à l'abri du contact de cette atmosphère en opérant à l'abri d'une compresse huilée antiseptique, mais cette protection insuffisante autant que gênante fut bien vite remplacée par la pulvérisation dans l'atmosphère opératoire d'une solution antiseptique qui tue les germes organiques et rend l'air complètement inoffensif pour les tissus avec lesquels il est mis en contact. Cette pulvérisation se fait à l'aide de divers appareils basés sur la compression de l'air à l'aide de soufflets, ou le plus souvent par la vapeur de l'eau portée à l'ébullition.

Le modèle que nous donnons ici peut être considéré comme un des plus complets des appareils destinés à la pulvérisation.

Pulvérisation.

MODE D'EMPLOI. — Après avoir enlevé le bouchon, vissé dans l'orifice en forme d'entonnoir qui est placé sur le côté de la chaudière, on verse par cet entonnoir de l'eau simple, bouillante autant que possible, pour abréger le temps de chauffe. On remplit jusqu'à ce que le liquide affleure le fond de l'orifice, et l'on revisse le bouchon.

On emplit de même, par un orifice latéral, la lampe à alcool.

On emplit le vase en verre du liquide à pulvériser.

On ferme les deux robinets portant les becs pulvérisateurs en les plaçant verticalement.

On n'ouvre définitivement un de ces robinets que lorsque l'appareil est bien mis en pression et que la vapeur sort bleue et chasse bien le jet de pulvérisation à distance. Il ne faut pas abaisser les deux becs à la fois, la pression deviendrait insuffisante.

Dans le cas où, les becs ayant été longtemps fermés, il

y aurait trop de pression dans la chaudière, on presse un peu sur la soupape.

La lampe, dont un mécanisme à levier règle la flamme, est employée avec toute cette flamme lorsque la pulvérisation marche. Pour arrêter la pulvérisation, on diminuera

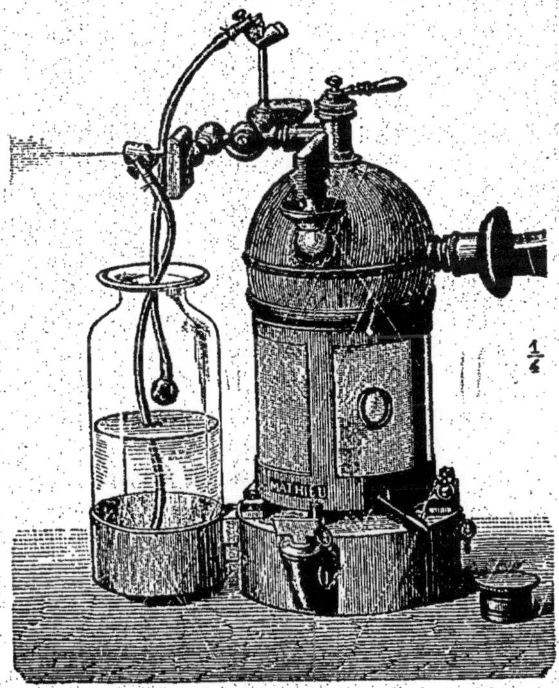

Fig. 5. — Appareil pulvérisateur pour l'asepsie de l'atmosphère et du champ opératoire.

la flamme en abaissant le levier, et l'appareil sera maintenu en pression.

Avant d'ouvrir les robinets, on relèvera la flamme en abaissant le levier.

Ainsi monté, l'appareil se place sur un meuble et fonctionne bien partout, à la condition de ne pas être dans un courant d'air. Il doit être placé à un mètre ou à un mètre et demi du champ opératoire, car le nuage se forme très loin du bec, condition avantageuse.

Quand on veut cesser de se servir de l'appareil, il faut abaisser les deux becs, éteindre la lampe et attendre un peu, pour ne pas être brûlé par un jet de vapeur en dévissant le bouchon de la chaudière.

Si l'on est arrivé au moment où il n'y a plus d'eau dans la chaudière, le jet de vapeur cesse; il faut s'empresser d'éteindre la lampe pour ne pas altérer la paroi de la chaudière.

On peut pulvériser toutes les solutions médicamenteuses, et s'il s'agit de désinfecter une salle où il n'y a pas de malades, il y aura avantage à employer une solution forte.

Ce pulvérisateur est fixé sur la lampe à alcool à l'aide d'une agrafe et d'un taquet articulé.

La plupart des autres appareils ordinairement employés ne présentent avec celui-ci que des différences peu importantes.

Les divergences dans le mode de l'application nous paraissent devoir arrêter davantage l'attention des chirurgiens. Quelques-uns en effet, comme Martin, de Berlin, Albert, de Vienne, trouvent préférable de faire dans la salle d'opération une pulvérisation très complète pendant une demi-heure au moins *avant l'opération*. La salle est hermétiquement fermée, l'atmosphère se sature de la vapeur phéniquée et sa désinfection est complète. De plus, les vapeurs d'eau phéniquée qui saturent l'atmosphère entraînent en se précipitant vers le sol toutes les molécules en suspension.

Ce procédé a encore l'avantage considérable d'éviter l'irritation que le contact direct des vapeurs phéniquées peut provoquer sur les mains des chirurgiens et sur les tissus des opérés, comme cela peut arriver quand la pulvérisation est faite au courant de l'opération et que le jet est dirigé trop directement sur le champ opératoire.

Pratique de Doléris.

— Elle permet aux praticiens de se passer des pulvérisateurs volumineux, qui sont toujours d'un prix élevé. M. Doléris remplace le *spray* par des vases ou des bassins métalliques (casseroles ordinaires) remplis de la solution antiseptique. Ces casseroles sont chauffées sur une lampe à alcool jusqu'à ébullition, dans la salle à opérations. Les vapeurs phéniquées emplissent rapidement la salle et en rendent l'atmosphère absolument aseptique.

Dans le cas où l'opération est pratiquée dans les salles de l'hôpital au milieu des autres malades, il est indispensable d'employer un pulvérisateur dont le jet sera dirigé de façon à faire autour de l'opéré et de l'opérateur une atmosphère spéciale qu'il sera nécessaire de renouveler à chaque pansement.

Solutions pour la pulvérisation. — Les solutions employées dans les appareils à pulvérisation par la vapeur doivent être de l'eau phéniquée à $1/30$ ou à $1/20$. L'eau de la chaudière qui dilue le jet réduira l'atmosphère de pulvérisation à $1/40$. Ce dernier titre est celui qui sera adopté pour les solutions phéniquées, dans les appareils à soufflerie et aussi dans l'évaporation directe par la casserole chauffée au feu. *(Composition et titre des solutions.)*

Il est d'une importance très grande d'employer, pour la pulvérisation, de l'acide phénique très pur. Cette pureté permet de ne pas mettre d'alcool dans la solution; de cette façon elle n'est plus aussi irritante pour le malade et pour le chirurgien et elle est beaucoup moins désagréable à respirer.

Il est aussi très utile d'arriver à une dissolution complète de l'acide phénique. Pour cela il est bon de préparer la solution d'avance. Si, après qu'elle a reposé quelque temps, on y voit encore des globules non dissous, il faudra filtrer cette solution; sans cette précaution ces globules en se déposant sur la peau la cautérisent désagréablement. — Le phénol absolu que l'on obtient en Angleterre est un des meilleurs ; il se dissout facilement dans l'eau au 20° sans addition d'alcool.

La salle. — Les murs et le sol de la chambre à opérations seront disposés de façon à ce que les germes de l'atmosphère ne puissent ni s'y déposer ni y séjourner. Il n'y aura aucune draperie aux murs ni aux fenêtres; les pa- *(Asepsie de la salle.)*

rois des murailles seront lisses et faciles à laver à grande eau. Le sol aura une pente légère pour faciliter l'écoulement rapide des liquides vers des conduits communiquant avec l'extérieur.

Tables à opérations.

La table d'opération. — Autant que possible, les tables à opérations doivent être faites de façon à permettre le nettoyage le plus rapide et le plus complet de toutes leurs parties. Voici la description des tables que j'ai vu employer et

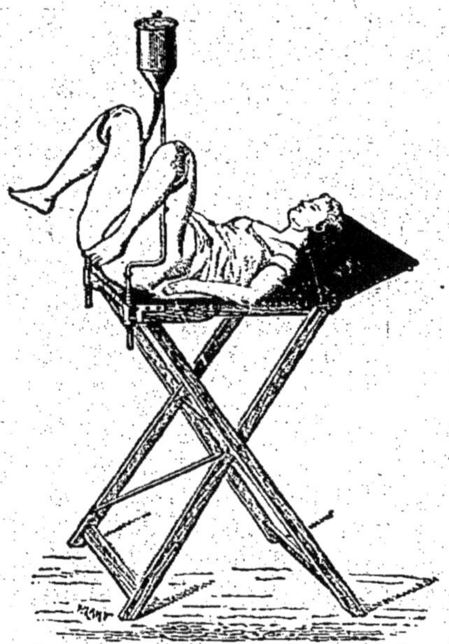

Fig. 6. — Lit portatif du docteur Doléris.

qui me paraissent réunir les meilleures conditions indiquées par la méthode antiseptique.

Table de Martin.

La table qu'emploie le docteur Martin, dans sa clinique privée de gynécologie, à Berlin, se compose d'un plateau d'un mètre quatre-vingts de long sur un mètre vingt de large. Ce plateau est formé de trois petits panneaux en métal, dont les deux extrêmes sont supportés par quatre pieds de fer que réunissent entre eux des tiges de fer. Le panneau du milieu porte, sur l'un de ses bords, des charnières qui l'unissent au plateau qui soutient la tête. L'autre bord, libre, est armé à sa face inférieure d'un système de verrou qui permet de laisser tomber ce panneau médian, quand l'opération est terminée. De cette façon, l'on peut nettoyer facilement les fesses et le dos des malades et faire le pansement du ventre sans avoir à les soulever sur la table d'opération. — Cette modification à la table du docteur Péan a été imaginée par Mme Horn, directrice de la policlinique gynécologique du docteur Martin.

Cette table sert surtout à la chirurgie du ventre; elle est peu élevée au-dessus du sol, de façon que le chirurgien opère assis, placé entre les jambes de la femme. Cette disposition est nécessaire pour permettre au chirurgien de pratiquer plusieurs laparotomies dans la même matinée. — C'est ainsi que j'ai vu le docteur Martin pratiquer trois laparotomies de suite, sans trop se fatiguer, grâce à cette facilité d'opérer assis.

Parmi les modèles nouveaux de tables à opérations, un des plus ingénieux est celui imaginé par le docteur Doléris, sous le nom de *Lit portatif pour opérations* (fig. 6 et 7).

Ce lit peut servir pour toutes les opérations à pratiquer sur le vagin, l'utérus, le ventre, le rectum, l'urèthre, etc.

Lit portatif de Doléris.

Il se compose d'un pliant, sur lequel repose une table faite d'un tissu imperméable, qui se nettoie facilement; à la partie la plus déclive il existe quelques trous par lesquels les liquides tombent dans une poche fixée au-dessous de la table. — A la partie supérieure, la tête du malade est soutenue par une tablette dont on peut varier l'inclinaison à l'aide d'une chaînette.

De chaque côté de la partie sur laquelle repose le bassin, on peut fixer des tiges verticales à *genouillère* pour maintenir les jambes élevées, ou des *gouttières* qui tiennent les jambes horizontales (fig. 8).

Sur un côté du lit est fixée une tige de fer assez haute, au sommet de laquelle se trouve un crochet qui supporte un vase muni d'un tube pour faire l'irrigation continue. Doléris a fait faire un vase en caoutchouc souple, d'une contenance de quatre litres, terminé par un tube muni d'un robinet à pédale, qui s'adapte à ce crochet.

Comme on le voit, ce lit est facile à entretenir bien aseptique; il s'adapte à toutes les opérations. Enfin, son poids très léger, qui ne dépasse pas cinq kilos, et la facilité que l'on a de le plier, le rendent très maniable.

Le chirurgien qui va faire une opération en ville peut facilement le transporter dans sa voiture.

Je dois citer en passant la table à opérations employée par Kovacs, de Budapest. Cette table en bois est portée par

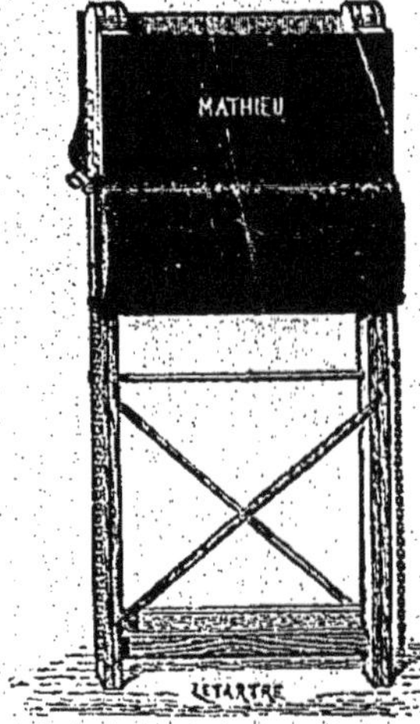

Fig. 7. — Lit de Doléris fermé.

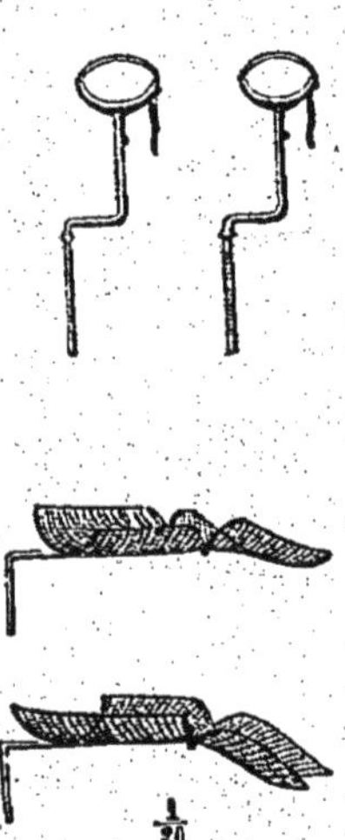

Fig. 8. — Genouillères et goutières du lit.

quatre pieds munis de roulettes qui permettent de la diriger dans tous les sens. A son centre, elle porte une tige qui peut se fixer dans une ouverture faite au plancher. Cette tige assure la fixité de la table et sert d'axe autour duquel on peut la faire tourner, selon les besoins de l'opération.

Le chirurgien et les aides. — Étant admise la théorie des germes, sur laquelle est basée toute la méthode antiseptique, on ne s'étonnera pas des détails de pratique recherchés par les chirurgiens consciencieux pour arriver à l'application la plus rigoureuse de cette méthode.

Je dois ajouter que ce qui m'a frappé le plus dans la revue rapide que je viens de faire des principaux services de chirurgie de l'Europe, c'est que ce sont les plus hardis à entreprendre des opérations dangereuses, qui sont les plus méticuleux dans l'emploi de la méthode antiseptique; ce sont ceux-là aussi qui ont les plus belles statistiques.

Terrier, Le Dentu, Championnière, Périer, Monod, Bouilly, etc., en France, Lister en Angleterre, Schrœder, Martin, Léopold, Wolkman en Allemagne, Billroth en Autriche, sont à la tête du mouvement chirurgical de l'Europe et sont, cela s'explique, les partisans convaincus de la méthode antiseptique.

A Dresde, dans la clinique de Léopold, le chirurgien et ses aides n'entrent dans la salle d'opérations qu'après avoir quitté leurs vêtements de ville et s'être enfermés dans de longues blouses de toile blanche, bien désinfectées et dont les manches sont retroussées jusqu'au-dessus du coude.

Dans les cas de laparotomie, le chirurgien et ses aides prennent un bain le matin de l'opération.

Dans la salle sont installés des lavabos au-dessus desquels sont rangés, sur un rayon, de grands flacons munis de tubes en caoutchouc et contenant une solution de sublimé.

Quand le chirurgien et ses aides ont savonné leurs bras et leurs mains, ils en complètent l'asepsie par un dernier rinçage avec la solution de sublimé.

Martin procède avec tout autant de rigueur; lui et ses aides sont vêtus de blouses et de pantalons de caoutchouc soigneusement désinfectés, et il n'admet à ses opérations que des spectateurs parfaitement aseptiques.

Schrœder diminue encore les chances d'infection en diminuant le plus possible le nombre des aides qui l'assistent. C'est ainsi que je l'ai vu pratiquer la laparotomie dans un cas de cancer volumineux de l'utérus, avec un seul aide immédiat.

La plupart de nos jeunes chirurgiens français s'entourent des mêmes précautions, et la vérité m'oblige à dire que leurs statistiques sont bien meilleures que celles de leurs anciens maîtres, qui n'ont pas voulu suivre le mouvement, ou qui n'ont appliqué qu'à moitié les indications de la méthode antiseptique.

Les instruments. — Les mêmes précautions doivent être prises pour les instruments employés dans les opérations. La plupart des instruments anciens, aussi bien que ceux nouvellement imaginés, sont fabriqués aujourd'hui de façon à ce qu'ils présentent le moins de recoins possible pour le séjour des germes; généralement ils sont nickelés ou faits tout entiers de métal, afin de pouvoir séjourner sans s'altérer dans des liquides antiseptiques, et l'on évite d'y laisser des filets et des rainures dans lesquels peuvent se cantonner les germes.

Ils devront être soigneusement nettoyés, après et avant chaque opération. Ils seront plongés dans des plateaux creux remplis d'une solution phéniquée forte, c'est-à-dire 5 pour 100. Cette dernière solution a l'inconvénient de durcir les doigts de l'opérateur et de diminuer leur sensibilité. — Les plateaux sont de verre ou de métal ou de faïence; ils sont divisés ordinairement en plusieurs compartiments pour les diverses sortes d'instruments qui devront être mis à irriguer dans la solution antiseptique, et supportés par un pied léger comme celui d'un guéridon. — L'opérateur prend les instruments et les replace lui-même dans la solution. Cela supprime un aide et assure l'asepsie instrumentale. Il est aussi beaucoup plus facile de se retrouver au milieu d'instruments divers si on les case toujours soi-même dans le même ordre.

En France, j'ai vu que l'on adopte des solutions diversement titrées d'acide phénique : forte, faible, etc., que l'on emploie pour les mains, les lavages, etc. De là une confusion dont j'ai été témoin et qui se représente trop fréquemment. Il y a cependant un procédé bien simple; on adopte le sublimé pour les mains et les lavages, où il est sans danger, et on réserve l'acide phénique pour la désinfection des instruments, des fils, des éponges, et on emploie alors la solution forte à $^1/_{20}$.

En résumé : 1° *Sublimé* de 1 pour 1000 à $^3/_{1000}$ pour le lavage des mains et du champ opératoire.

2° *Acide phénique* à $^1/_{20}$ pour le lavage des instruments, les fils, les éponges, les aiguilles.

On colore la solution de sublimé par un peu de fuchsine pour qu'on ne puisse pas la confondre avec la solution phéniquée qu'on laisse incolore.

Les deux plateaux seront placés à la portée du chirurgien ou passés par un aide parfaitement aseptique.

Les éponges. — Elles ont un rôle très important dans la chirurgie du ventre; on les emploie pour faire, par la compression, l'hémostase des surfaces qui saignent en nappe. Elles servent aussi à recueillir les liquides organiques qui iraient souiller et infecter la cavité péritonéale.

On se sert des éponges plates pour préserver la masse intestinale des traumatismes possibles au cours de l'opération, enfin c'est à l'aide des éponges que l'on fait la toilette finale du péritoine avant de le suturer.

Il est donc inutile d'insister sur la nécessité absolue d'avoir des éponges préparées avec le plus grand soin. Il les faut fines, souples, débarrassées complètement des matières organiques et des cristaux calcaires qu'elles contiennent en assez grande quantité; enfin il faut qu'elles soient rigoureusement aseptiques.

Les chirurgiens allemands emploient des éponges bien aseptiques, mais la plupart du temps elles ne sont pas suffisamment débarrassées de leurs cristaux calcaires; aussi pour plus de sûreté ils les emploient généralement enveloppées dans une gaze fine aseptique.

A L'HÔPITAL BICHAT DE PARIS, dans le service du docteur Terrier, l'on emploie des éponges qui réunissent toutes les conditions désirables comme souplesse, pureté et asepsie. — Je crois rendre aux chirurgiens un véritable service en décrivant la préparation qu'on leur fait subir et qui n'a encore été publiée nulle part, que je sache :

L'on choisit des éponges neuves de différentes formes et bien fines; on les pile soigneusement, afin de broyer tous les cristaux calcaires qu'elles peuvent contenir.

On les prend ensuite une à une; l'on retire tous les corps étrangers qu'elles contiennent encore et on les plonge pendant une ou deux heures, selon leur volume, dans de l'acide chlorhydrique dilué. La dilution dont on se sert est la suivante :

> Acide chlorhydrique pur. . . . . 20 gram.
> Eau. . . . . 1000 —

puis on les lave à grande eau jusqu'à ce qu'elles ne soient plus acides, ce que l'on constate à l'aide du papier de tournesol.

On les traite alors au permanganate de potasse; pour cela on fait une solution de 10 pour 100 dans laquelle on les laisse durant vingt minutes.

À ce moment, les éponges sont parfaitement débarrassées de toutes leurs matières étrangères, mais elles ont une coloration due au permanganate de potasse. — Pour les décolorer on les plonge dans de l'eau sous laquelle on fait arriver un courant d'acide sulfureux.

« L'acide sulfureux s'obtient soit par la réaction de l'acide sulfurique sur du charbon, soit par l'action de l'acide chlorhydrique sur le bisulfite de soude. Pour l'obtenir par ce dernier procédé on emploie les doses suivantes :

> Acide chlorhydrique. . . . . 20 gram.
> Bisulfite de soude. 60   —
> Eau. . . . . 5 litres environ.

— Les éponges sont alors parfaitement souples et blanches; pour les rendre bien aseptiques on les lave de nouveau à grande eau, puis on les fait bouillir pendant vingt minutes.

On les plonge ensuite, pendant plusieurs jours, dans une solution de sublimé à 1 pour 5000 et on les y conserve jusqu'au moment où on doit s'en servir.

Un peu avant l'opération, on les plonge dans une solution d'acide phénique à 1 pour 20.

Les fils, aiguilles et porte-aiguilles. — Avec la mé-*Asepsie des fils.*
thode antiseptique toutes les substances capables de servir
de liens peuvent être employées; l'important est qu'elles
soient rendues absolument aseptiques par une préparation
préalable et qu'elles soient d'une résistance suffisante pour
l'emploi auquel on les destine.

Jusqu'à ces derniers temps, le *catgut* (corde à boyau) est
resté la substance de choix pour les sutures et ligatures
pratiquées selon la méthode antiseptique, toutes les fois
que les fils devaient être abandonnés dans la plaie. La
résorption rapide que subit le catgut au sein des tissus
vivants était la grande raison de cette préférence.

De nos jours, les chirurgiens sont moins absolus dans
l'emploi du catgut pour les cas où les fils doivent être
abandonnés dans le fond de la plaie. — Plusieurs fois, le
catgut a été résorbé plus rapidement qu'il ne l'aurait fallu;
souvent les ligatures ou les sutures pratiquées sur des
pédicules abandonnés dans l'abdomen ont cédé, et des
hémorrhagies secondaires ont eu lieu, qui étaient dues à
la mauvaise préparation du catgut; de plus le catgut
gonfle trop vite, ce qui empêche les liquides de filtrer le long
du fil, désavantage notable dans les sutures profondes.

Ces inconvénients, dont quelques-uns sont graves, ont
engagé les chirurgiens à user communément de la *soie
tressée à plat* pour les sutures profondes et les ligatures
comprenant des masses de tissu un peu considérables. —
La soie tressée offre en effet, par sa grande résistance, une
sécurité plus grande que le catgut; si elle est moins rapidement résorbée que ce dernier, elle est comme lui cependant une substance animale résorbable. Son séjour définitif
dans l'épaisseur des tissus ne présente du reste aucun inconvénient, si elle a subi les préparations nécessaires pour
devenir absolument aseptique, et le pire qui puisse arriver,
c'est que les fils de soie s'enkystent au sein des tissus.

Néanmoins le catgut est encore le fil employé de préférence toutes les fois qu'il s'agit de lier des vaisseaux de
moyenne grosseur et particulièrement dans les sutures
nécessitées par les opérations plastiques, dans la suture

continue en spirale ou en surjet, alors que l'on désire une réunion très parfaite qui laisse le moins possible de traces cicatricielles.

Le crin de Florence, qui est fait de l'organe sécréteur du ver à soie, est aussi très communément employé et avec les meilleurs résultats, toutes les fois que l'on veut obtenir des réunions superficielles parfaites. C'est cette substance animale rendue absolument aseptique que l'on emploie dans les sutures de la peau.

M. Kœberlé emploie fréquemment, dans certaines sutures profondes, de gros fils de soie largement tressés qui sont assez volumineux pour servir en même temps au drainage de la cavité de la plaie. — A chaque pansement, ces fils sont tordus en tous sens de façon à ce que leur trajet au travers des tissus soit perméable aux liquides qui peuvent se produire et dont on empêche ainsi l'accumulation dans le fond des plaies.

Les fils de métal, et en particulier les fils d'argent, sont beaucoup moins employés qu'autrefois. Ils sont rendus facilement aseptiques, mais en revanche ils coupent avec une très grande facilité les tissus qu'ils enserrent et, dans ce cas, la réunion de ces tissus ne se fait plus.

PRÉPARATION ET DÉSINFECTION DES FILS

Préparation du catgut.

Catgut. — Le catgut, vulgairement *corde à boyau, boyau de chat, corde à violon*, est fabriqué avec des intestins de mouton. — On le prépare généralement de trois grosseurs différentes qui peuvent servir à tous les besoins de la chirurgie. — Le n° 2, de grosseur moyenne, est celui dont on doit être muni le plus largement, car c'est lui qui peut servir au plus grand nombre de cas. Les cordes de catgut les plus solides, les plus résistantes, sont celles qui sont fabriquées en France par M. Bernardel, luthier. Il faut choisir les cordes non blanchies, que l'on utilise comme squelette des cordes filées.

Celles que je préfère ensuite sont fabriquées par Dronké, de Berlin (Postdamer strasse).

Il est bon de s'assurer, quand on les achète, qu'elles n'ont pas trop vieilli. Quand le catgut est ancien, il se dessèche, devient dur, moins perméable, et sa préparation antiseptique est plus difficile.

Différents procédés peuvent être employés pour cette préparation.

Méthode de Schede : le catgut accroché sur des rouleaux est plongé pendant 6 à 12 heures dans la liqueur de van Swieten, puis on le place dans de l'alcool absolu. — Douze heures plus tard, on peut l'employer. — La résorption du catgut ainsi préparé se fait au bout de 3 ou 4 jours au plus tôt, de 2 à 3 semaines au plus tard.

Bröse a modifié cette méthode de la façon suivante : il immerge le catgut dans la liqueur de van Swieten pendant 48 heures, puis dans l'huile de genévrier. — Au moment de s'en servir, immersion dans un bain phénique à $^1/_{25}$.

Cette préparation est aussi adoptée par Doléris qui, après un séjour de quatre à cinq jours dans l'huile de genévrier, conserve le fil dans l'alcool rectifié.

M. Lucas Championnière indique la préparation suivante :
« On fait fondre des cristaux d'acide phénique dans un
« poids d'eau égal au dixième du leur, puis on ajoute
« 5 parties d'huile d'olive et on mélange intimement. Dans
« cette émulsion doit être placée la corde à boyau. Elle se
« gonfle, se ramollit et devient opaque tout d'abord. Après
« quelque temps le fil redevient plus ferme et transparent;
« puis l'opacité disparaît et le fil gagne beaucoup en soli-
« dité. Le nœud que l'on fait alors est très solide et résis-
« tant, il ne casse pas comme celui de la corde qui n'a pas
« été préparée ; il ne glisse pas comme celui d'une corde
« qui a séjourné dans l'huile simple.

Acice phénique.	20 gram.
Eau.	2 —
Huile d'olive.	100 —

« Jeter l'eau sur les cristaux d'acide phénique, puis faire
« émulsionner les cristaux fondus, dans l'huile, en agitant

« vigoureusement. — Mettre dans un flacon; placer quel-
« ques cailloux ou une baguette de verre au fond pour
« empêcher la corde de toucher à l'eau qui s'y rassemble.
« Mettre les cordes à boyau enroulées dans le flacon;
« boucher hermétiquement.

« On doit les faire séjourner cinq ou six mois. Avant ce
« terme la corde est rarement solide, et plus le séjour se
« prolonge, meilleure elle est pour l'usage, sous tous les
« rapports. »

Billroth emploie à Vienne du catgut de Dronké, qu'il
fait préparer de la façon suivante : Macération de 12 à
24 heures dans une solution de sublimé au millième; la
durée de la macération est plus ou moins longue selon la
grosseur du fil. — On le met ensuite dans une solution
d'alcool rectifié, sur des bobines d'où on le tire à mesure
des besoins.

D'après Billroth, quand le catgut est resté plus de quinze
jours dans l'alcool rectifié, il devient cassant. — Il ne faut
donc pas employer, selon lui, du catgut qui a plus de quinze
jours de préparation. — Cette condition est facile à remplir,
à cause de la simplicité de ce procédé.

— Une autre préparation, qui m'a été indiquée à Vienne
par l'assistant de Billroth, est la suivante :

On laisse macérer d'abord le catgut nature pendant
quinze jours dans l'alcool absolu, on le met ensuite dans
la solution suivante :

Alcool absolu 1000
Sublimé. 1
Glycérine. 20

On peut laisser séjourner tant qu'on le veut le catgut
dans cette solution, à la condition de la renouveler tous
les quinze jours. — La glycérine a la propriété d'empêcher
l'alcool de durcir le catgut et de le rendre cassant.

Le séjour prolongé du catgut dans cette solution rend le
fil plus mince sans lui rien enlever de sa résistance ni de
sa flexibilité.

Thiersch, de Leipzig, emploie le procédé suivant. — Le catgut est laissé 24 heures dans l'huile de genévrier; puis 24 heures dans la glycérine pure, et enfin conservé dans l'alcool absolu auquel on ajoute un peu d'oleum juniperi.

Thiersch n'emploie pas le sublimé, parce qu'il croit qu'il durcit trop le catgut.

Comme on le voit, ces préparations diffèrent notablement les unes des autres; elles ont toutes des avantages et des inconvénients. La méthode de Schédé, aussi bien que celle de Thiersch, ne nous semble pas assurer suffisamment l'asepsie du catgut; le procédé indiqué par M. Lucas Championnière est parfait au point de vue de l'antisepsie, mais j'ai observé que, dans la pratique, l'usage du catgut ainsi préparé a le désavantage de huiler les doigts du chirurgien, ce qui est un grave inconvénient pour la tenue du bistouri; de plus, cette solution huileuse phéniquée à 20 pour 100 durcit et brûle les doigts de l'opérateur et enlève beaucoup de la sensibilité du toucher.

C'est à la méthode de la clinique de Billroth (alcool 1000, sublimé 2, glycérine 20) que je donne la préférence, ainsi qu'à celle indiquée par le docteur Doléris. Dans ces deux méthodes, l'emploi d'un corps gras à petite dose (glycérine ou huile de genièvre) suffit pour empêcher que le sublimé durcisse le catgut; par ces procédés, l'antisepsie est absolument parfaite et la préparation rapide.

Fil de tendon de kanguroo. — On a proposé dernièrement d'utiliser cette matière pour des ligatures qui réclament une solidité spéciale (opération d'Alexander). Elle offre les mêmes propriétés que le catgut et a l'avantage de tenir plus longtemps.

Soie. — Comme nous l'avons dit au commencement de cet article, la soie est aujourd'hui employée, plus ordinairement que le catgut, dans toutes les grandes sutures intra et extra-abdominales. Pour avoir des sutures solides, on se sert de préférence de cordonnet fait de fils de soie tressés, qui offre une grande résistance sous un petit volume. Pour ma part, je préfère les fils plats aux fils ronds; les premiers, en effet, produisent leur effort sur une plus grande surface de tissu, ce qui les rend moins coupants que les fils ronds. D'un autre côté, les fils plats sont plus faciles à enfiler dans le chas d'une aiguille de petite dimension. Cela n'est pas à négliger dans la pratique. En Angleterre, la maison Archibald Turner, de Londres, fabrique des soies très bien préparées pour cet usage.

M. Lister prépare les fils de soie en les plongeant dans de la cire fondue, additionnée de 2 grammes d'acide phénique par 16 grammes de cire. Il passe ensuite le fil dans un linge pour répartir également la cire à la surface et en enlever l'excès. — Il est inutile de dire que la soie ainsi préparée n'est pas sûrement aseptique et qu'elle ne servait que pour des sutures superficielles, dans des cas où il ne convenait pas d'employer le catgut ou les fils d'argent.

La soie destinée à être abandonnée au fond des plaies doit être rendue absolument aseptique.

Il faut la faire bouillir, pendant quarante minutes, dans une solution d'acide phénique à 5 pour 100. Quand elle est ainsi bien débarrassée de la substance grasse qu'elle contient à l'état ordinaire et parfaitement phéniquée, on la conserve dans l'alcool absolu.

L'ébullition peut être de plus longue durée pour les fils les plus gros. Il ne faut pas oublier que si cette ébullition devient trop prolongée, la soie est plus faible et résiste moins aux tractions.

Le crin de Florence. — La préparation antiseptique du crin de Florence est la même que celle de la soie; l'ébullition sera moins prolongée à cause de la ténuité du fil. On emploie aussi le *crin de cheval* pour les petites sutures superficielles de la face. On le rend aseptique de la même façon que la soie et le crin de Florence.

Les fils d'argent peuvent être conservés dans la vaseline phéniquée; de cette façon ils ne s'oxydent pas et sont toujours prêts à servir.

On les emploie surtout pour les sutures profondes et, dans ce cas, les deux extrémités du fil seront arrêtées sur deux plaques de plomb, afin de ne pas couper les tissus.

Le placement de la seconde plaque est quelquefois difficile et, pour bien la serrer, il faut soutenir vigoureusement les lèvres de la plaie qui tendent à s'écarter.

Les aiguilles employées pour passer les fils ont été souvent modifiées. En France l'on emploie très communément l'aiguille à chas brisé du docteur Reverdin (fig. 9). —

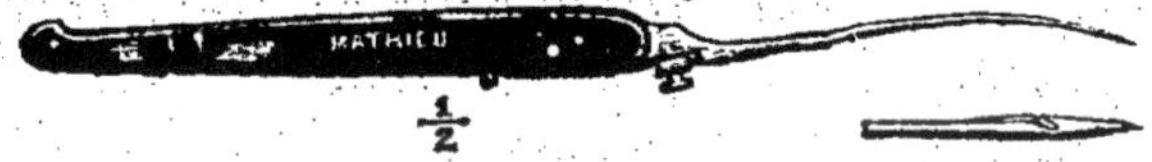

Fig. 9. — Aiguille du docteur Reverdin.

Ce petit instrument est, en effet, utile; mais pour être manié rapidement, il nécessite l'entremise d'un aide qui passe le fil; de plus son nettoyage est assez compliqué, ce qui est un inconvénient grave pour l'application rigoureuse de la méthode antiseptique.

Pour ma part, je préfère l'emploi de l'aiguille à manche du docteur Péan (fig. 10); le docteur Martin, de Berlin, l'a

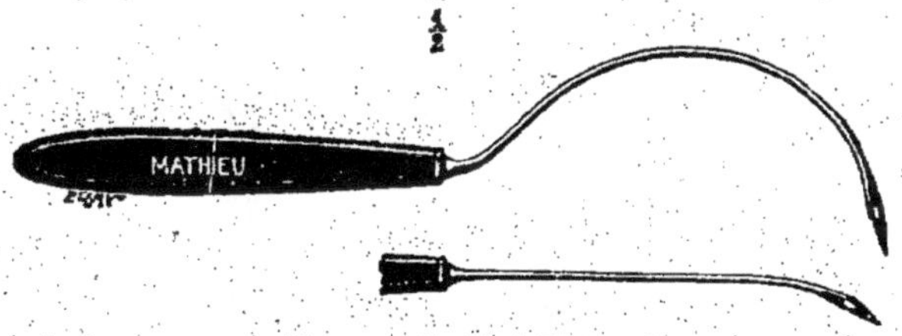

Fig. 10. — Aiguille de Péan.

modifiée d'une façon très heureuse qui permet de faire avec une grande facilité les sutures et les ligatures dans le fond des cavités profondes.

Pour les sutures plus superficielles, il suffit d'avoir une série de bonnes aiguilles ordinaires ou de celles de Schrœder, de Wolkmann, de Hagedorn, etc.

Porte-aiguilles. — Il en existe des modèles très nombreux, mais bien peu réalisent les deux conditions indispensables : *simplicité, solidité de la prise.* Aussi, j'omettrai à dessein la plupart des types que l'on trouve à profusion chez les fabricants, pour m'en tenir au plus simple. C'est une large et forte pince ordinaire dont les mors sont faits d'une mince lame de plomb ou de métal mou qui, une fois l'aiguille saisie et serrée, l'immobilise mieux que ne le ferait un ressort quelconque. J'ai vu ce porte-aiguille entre les mains de beaucoup de chirurgiens. Le nettoyage en est très aisé et la simplicité de sa construction met à l'abri de tout accident pendant l'opération.

Pinces hémostatiques. — Je ne dois pas terminer l'énumération des différents appareils employés pour les ligatures et les sutures, sans dire un mot des *pinces hémostatiques à forcipressure* des docteurs Péan et Kœberlé. C'est à

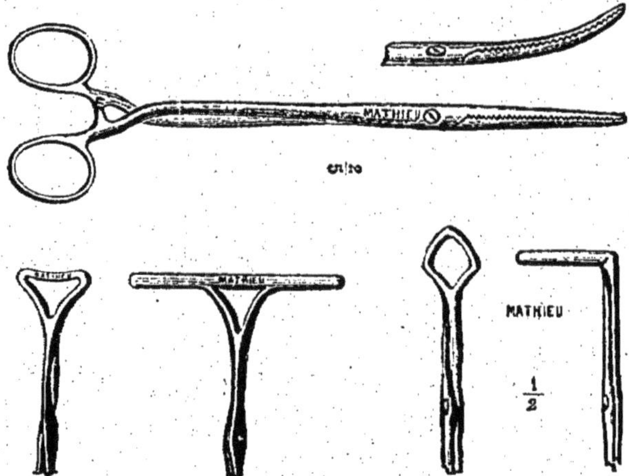

Fig. 11. — Pinces à forcipressure de Péan.

ces chirurgiens français, en effet, que la chirurgie moderne doit l'emploi de la pince comme moyen d'hémostase immédiate et définitive. — Le docteur Péan a varié à l'infini les modèles de ses pinces. Il en a imaginé de coudées, de plates, de recourbées, de triangulaires: bref, il en a pour tous les cas et pour toutes les régions. Grâce à elles, il a supprimé en grande partie la ligature, même pour les gros vaisseaux.

Le docteur Richelot, suivant cet exemple, fait l'hystérectomie totale par la voie vaginale, sans poser un seul point de suture sur les ligaments larges. — Deux grosses pinces enserrent complètement ces ligaments et permettent de les sectionner en rasant l'utérus, et sans perdre de sang. — Ces pinces sont abandonnées sans inconvénient pendant 24 ou 48 heures dans la plaie abdominale, et sont retirées quand tout danger d'hémorrhagie secondaire est passé.

— Inutile de dire que ce procédé a l'avantage d'être beaucoup plus rapide que celui des sutures, toujours très longues à poser dans le fond des cavités profondes. J'y reviendrai, à propos de l'hystérectomie totale par la voie vaginale.

Les malades. — Ils devront, eux aussi, être rendus aseptiques, de la façon la plus complète. Le matin de l'opération, on leur fera prendre un grand bain de savon, si leur état le permet. — Au moment de l'opération, il est nécessaire :

1° De raser la partie sur laquelle on doit opérer, si la région le comporte;

2° Puis, on la savonnera fortement avec une brosse dure et on se servira pour ce nettoyage d'eau savonneuse préparée avec la solution de sublimé. Il importe que le brossage soit fait énergiquement et débarrasse les couches épidermiques des microspores qui y sont toujours logés. C'est peut-être le secret de la certitude de la réunion du tégument par première intention et sans suppuration;

3° L'on fera ensuite une friction avec un linge de flanelle imbibé d'*éther*, afin de bien dissoudre et d'enlever les matières grasses : savon, sébum, etc., qui resteraient sur la peau;

4° Enfin l'on fera une dernière friction avec la solution de sublimé au deux-millième, pour assurer l'asepsie des téguments.

Dans les cavités : utérus, vagin, rectum, l'on fait des lavages très complets avec des canules de verre qui portent dans le fond de ces cavités des liquides antiseptiques variables selon les tissus sur lesquels ces liquides sont appliqués.

Sublimé, iodoforme ou acide phénique pour le vagin et l'utérus.

Acide borique pour le rectum, l'urèthre et la vessie.

Ces cavités devront être complètement évacuées, lavées à grande eau et nettoyées à l'aide de tampons d'ouate antiseptique.

Pour que l'antisepsie obtenue ainsi ne soit pas détruite par les sécrétions qui se formeront plus tard, toutes les fois que cela est possible, on doit tamponner ces cavités avec de la gaze iodoformée ou un autre antiseptique approprié.

Dans les opérations qu'il pratique sur l'œil, le docteur Chibret, de Clermont, a coutume d'introduire dans l'angle interne de l'œil un petit tampon d'ouate imbibée d'une solution de sublimé au millième. Ce tampon est très bien supporté et empêche toutes les complications septiques qui pourraient être dues aux sécrétions de la conjonctive.

CHAPITRE III

MODE D'EMPLOI DES PRINCIPALES SUBSTANCES ANTISEPTIQUE

LEURS DANGERS. — ACTION TOXIQUE. — PRÉCAUTIONS A PRENDRE. SYMPTOMES. — TRAITEMENT DE L'INTOXICATION.

Comme je l'ai dit précédemment, les antiseptiques employés en chirurgie sont nombreux; tous ne sont pas également acceptés par les chirurgiens et, pour beaucoup, il reste encore à déterminer d'une façon scientifique leur action sur les tissus et sur les micro-organismes [1].

Je passerai en revue seulement les principaux, et la description de chacun d'eux sera suivie d'une étude sur les accidents qui lui sont imputables et sur la manière de les combattre.

ACIDE PHÉNIQUE.

C'est à cette substance que Lister donne habituellement la préférence pour détruire les micro-organismes et pour agir sur les plaies de formation récente.

A propos de la désinfection de l'atmosphère par la pulvérisation de la solution phéniquée, j'ai déjà parlé des inconvénients de son emploi, qui sont l'odeur, la causticité et la puissance toxique.

---

1. Voir introduction.

Ces désavantages sont moindres quand l'acide phénique employé est bien cristallisé et transparent. Il est alors beaucoup moins odorant, sans perdre aucune de ses qualités antiseptiques; de plus, il peut se dissoudre dans vingt parties d'eau, sans addition d'alcool. Dans ces conditions, il est beaucoup moins irritant.

La solution alcoolique fixe mal l'acide phénique; elle ne doit être employée que lorsqu'il est nécessaire de fournir rapidement et largement une action antiseptique et caustique.

La solution aqueuse fixe mieux l'acide et le rend plus maniable; il est cependant cédé assez rapidement pour que cette solution ne serve que lorsque l'action doit être passagère, et non pas dans les pansements de longue durée ou permanents.

Une bonne méthode de préparation de la solution phéniquée consiste à faire dissoudre l'acide phénique dans la glycérine que l'on ajoute ensuite à l'eau pure. Cette solution est moins caustique que celle faite à l'aide de l'alcool, et on peut l'employer à tous les usages, même pour la pulvérisation, à condition de bien nettoyer les tubes qu'elle encrasse rapidement.

Les solutions employées communément sont les suivantes :

Solution aqueuse forte.

Acide phénique cristallisé transparent. . .	5 gram.
Alcool rectifié..	5 —
Eau.	100 —

Avec de l'aniline, en très petite quantité, on peut colorer cette solution, pour ne pas la confondre avec les autres; mais ce procédé a l'inconvénient d'encrasser les vases qui la contiennent.

Solution aqueuse faible.

Acide phénique cristallisé transparent. . .	2^{gr},50
Alcool rectifié..	2^{gr},50
Eau.	100 gram.

La *solution faible* est la plus employée; elle sert dans le courant de l'opération pour laver les plaies ou les tissus mis en contact avec l'air.

La *solution forte* sert surtout à la fin des opérations, au moment de suturer une plaie ou une cavité. — Elle donne au sang qui s'écoule une couleur grisâtre particulière. C'est une garantie pour avoir d'une façon sûre l'asepsie complète des surfaces que l'on va suturer ou enfermer dans les cavités naturelles. — La causticité qu'elle produit sur ces surfaces n'est pas un empêchement à leur réunion par première intention. — Cette solution forte sert aussi pour faire baigner les instruments et les éponges. — La glycérine dissout l'acide phénique dans les proportions suivantes :

Solution forte.

Acide phénique.	5 gram.
Glycérine.	5 —
Eau.	100 —

Solution faible.

Acide phénique.	2^{gr},50
Glycérine	2^{gr},50
Eau.	100 gram.

Il est toujours préférable de préparer ces solutions un peu d'avance; de cette façon la dissolution est toujours plus complète.

Il est bon de la filtrer quand elle a des gouttes d'acide phénique qui nagent à sa surface.

L'on dissout encore l'acide phénique dans d'autres corps gras que l'on emploie ensuite pour les pansements. Les corps gras ne cédant que très lentement l'acide phénique qu'ils contiennent, on peut les charger à 5 et 10 pour 100 sans produire d'effet caustique sur les parties avec lesquelles ils sont en contact.

A propos des pièces de pansement, je reviendrai sur l'emploi de l'acide phénique dans la préparation de quelques-unes d'elles.

Intoxication et accidents produits par l'acide phénique[1].

L'inconvénient le plus grave que l'on reproche à l'acide phénique est l'irritation qu'il peut produire à la surface des plaies ou sur les tissus voisins. Lister l'a si bien vu que, dès ses premières publications, il écrivait que s'il est *nécessaire d'un antiseptique pour exclure la putréfaction, il est aussi nécessaire d'un protecteur pour exclure l'antiseptique.*

Érythème phénique.

Cette irritation est susceptible de produire la suppuration et, dans certains cas, il a suffi, pour la voir disparaître, d'employer une solution plus faible. Cette irritation se manifeste sur la peau par un *érythème* accompagné de symptômes généraux qui sont de nature à donner lieu à des erreurs de diagnostic ou de pronostic. Le pouls devient rapide et vibrant, la température s'élève de 1 à 2 degrés, il survient de l'anorexie, de l'agitation et de l'insomnie; en même temps apparaissent des démangeaisons vives autour de la plaie. — Tous ces symptômes peuvent faire croire à un érysipèle, mais ils disparaissent généralement si l'on modifie le pansement ou si l'on atténue les solutions employées.

Chez les arthritiques en particulier, ces symptômes peuvent s'exagérer, au point de rendre complètement impossible l'emploi de l'acide phénique.

En général il faut ménager les applications phéniquées chez les sujets à peau fine; chez les personnes blondes en particulier. M. Bar a signalé l'apparition de plaques de gangrène au niveau des organes génitaux d'une femme diabétique après l'emploi d'injections d'eau phéniquée.

L'on pourra éviter ces inconvénients en employant l'acide borique ou l'acide salicylique; et, si les applications phéniquées sont jugées indispensables, on préservera la peau en la couvrant d'une couche épaisse de vaseline boriquée.

Intoxication par l'acide phénique.

Des travaux nombreux et importants ont été faits sur les accidents généraux dus à l'absorption de l'acide phénique, principalement par Langenbuch, Küster, Sonnenburg; tous

1. Pour les accidents d'intoxication par les substances antiseptiques, voir la thèse d'agr. de Brun, Paris, 1886, dont la lecture m'a été fort utile. (Br.)

démontrent que l'intoxication peut prendre le caractère aigu ou le caractère chronique, selon qu'elle est due à l'application et à l'absorption d'une quantité considérable d'acide phénique ou bien à un pansement phéniqué prolongé, qui produit alors un empoisonnement lent et progressif.

Dans tous les cas, le premier phénomène qui apparaît est la couleur vert foncé, brune ou noirâtre de l'urine. Cette urine, de réaction acide d'abord, subit rapidement la transformation ammoniacale.

La quantité de la sécrétion diminue d'autant plus qu'elle est plus foncée et en même temps le poids spécifique de l'urine augmente. — Ce sont ces trois facteurs : « couleur, poids spécifique, quantité d'urine émise », qui indiqueront le danger d'intoxication : d'après certains auteurs, cette coloration noire est due à une hémoglobinurie produite par l'action destructive du phénol sur les globules sanguins.

On peut encore assurer le diagnostic en se rendant compte, par le procédé de *Sonnenburg*, du degré de disparition des sulfates normaux des urines. — « Quand, dans une urine normale, légèrement acidulée par l'acide acétique, on verse une certaine quantité de chlorure de baryum, il se forme aussitôt un précipité laiteux de baryte; si l'on traite de la même façon l'urine d'un malade intoxiqué, il ne se produira qu'un très léger nuage si l'intoxication est légère. Le précipité sera nul si l'intoxication est plus accentuée.

Dans l'*intoxication aiguë* ce sont les manifestations cérébrales qui dominent le tableau clinique; elles peuvent avoir un début foudroyant immédiatement après l'opération, ou apparaître quelques heures plus tard et d'une façon progressive.

Le plus souvent, c'est un état de torpeur que l'on peut confondre avec les suites du sommeil chloroformique; la face est pâle, le pouls petit, filiforme; il y a du collapsus; puis, apparaissent des vomissements bilieux verdâtres, comme dans la péritonite; d'autres fois ils sont noirâtres, ont une odeur phéniquée et peuvent persister plusieurs jours après la disparition de tout danger.

Quelquefois, survient une diarrhée noirâtre, fétide, due à l'élimination du phénol par l'intestin. En même temps la température s'abaisse jusqu'à 35°, 34° et même 31° centigrades.

Les inspirations sont fréquentes, laborieuses.

L'iris est insensible à l'excitation lumineuse.

Lorsque la terminaison doit être fatale, tous ces phénomènes deviennent plus intenses.

Dans l'*intoxication lente* ces symptômes sont moins marqués et, le plus souvent, il suffit de modifier le pansement ou de diminuer la dose des substances phéniquées pour voir disparaître les accidents.

Ce qui le prouve, c'est que certains opérés éprouvent une poussée de ces accidents toutes les fois qu'on renouvelle leur pansement phéniqué, et que les troubles ont disparu le jour suivant, quand la dose de l'antiseptique est épuisée.

Il faut signaler la *rétention d'urine par paralysie vésicale*, comme un accident possible de l'intoxication phéniquée.

Les conditions qui facilitent l'intoxication phéniquée sont les suivantes :

Plaies fraîches de grande étendue, à cause de l'absorption rapide qui se fait au niveau des vaisseaux divisés.

Plaies qui donnent accès dans les cavités articulaires ou médullaires des os.

Le péritoine absorbe facilement l'acide phénique déposé à sa surface.

Enfin, principalement quand des injections phéniquées sont faites dans des cavités naturelles ou accidentelles et que la prompte sortie du liquide n'est pas assurée.

Les enfants ont des dispositions très grandes à l'intoxication phéniquée et, chez eux, les accidents deviennent rapidement graves, aussi pour eux emploiera-t-on rarement le pansement phéniqué :

Les femmes paraissent aussi y être plus prédisposées que les hommes.

LE TRAITEMENT de l'intoxication phéniquée consiste d'abord à faire disparaître toutes les pièces du pansement phéniqué et à les remplacer par le pansement boriqué.

On facilitera l'élimination du poison en faisant absorber de grandes quantités de liquides; en appliquant sur les membres des linges trempés dans l'eau froide et par des injections sous-cutanées d'atropine.

On combattra ensuite les accidents de la circulation et de la respiration par des injections hypodermiques d'éther et de musc, des frictions et tout ce qui peut réchauffer la peau et les extrémités.

On a même pratiqué la transfusion avec succès dans un cas grave.

Baumann et Sonnenburg administrent une solution de *sulfate de soude* à 5 pour 100, au début des accidents, afin d'annihiler dans l'organisme le phényl-sulfate qui y existe d'après eux et qui est dû, comme nous l'avons dit, à la combinaison des sulfates du sang avec le phénol. Il se formerait, grâce au sulfate de soude, un phényl-sulfate alcalin, complètement inoffensif.

ACIDE SALICYLIQUE

L'acide salicylique est peu employé en solution, à cause de sa faible solubilité dans l'eau (1 pour 300 en ajoutant beaucoup d'alcool). On s'en sert surtout pour faire de la ouate antiseptique que l'on prépare de la façon suivante:

On fait bouillir la ouate dans l'eau, pendant une ou plusieurs heures selon la quantité sur laquelle on opère, jusqu'à ce qu'elle soit complètement débarrassée des matières grasses qu'elle contient, puis on l'exprime bien et on la plonge pendant plusieurs heures dans cette solution :

Acide salicylique	1 kilogr.
Alcool rectifié	1 —

Faire dissoudre et ajouter

Eau à 80° centigr.	60 litres.

Cette quantité de liquide sert à préparer 10 kilogrammes d'ouate qui contiendra de 8 à 10 pour 100 d'acide salicylique.

La ouate ainsi préparée a l'inconvénient d'irriter, quand on s'en sert, la muqueuse du nez et des bronches, à cause des fines particules qui voltigent dans l'air.

ACIDE BORIQUE

L'*acide borique*, indiqué par Pasteur et par Guyon comme l'antiseptique par excellence de la fermentation urineuse, a été employé avec grand succès par ce chirurgien contre tous les accidents causés par le contact des urines altérées avec les tissus.

Sa parfaite innocuité permet de l'employer couramment comme antiseptique dans les opérations sur les yeux et chez les enfants qui sont trop sensibles à l'acide phénique; dans les lavages de la vessie et de toutes les cavités d'où le retour des liquides se fait mal. La solution que l'on emploie est à 4 pour 100. Pour les solutions plus concentrées il est nécessaire d'employer l'eau bouillante, afin de dissoudre une plus grande proportion d'acide.

L'acide borique empêche bien certaines fermentations septiques de se produire, mais il ne modifie pas suffisamment toutes les substances putrescibles et l'on ne doit pas oublier que, dans beaucoup de cas, c'est un antiseptique insuffisant.

SUBLIMÉ

Le *sublimé* est entré plus récemment dans la pratique de la chirurgie antiseptique. — C'est en 1882 que Tarnier le substituait à l'acide phénique dans les salles de la Maternité. Depuis cette époque son emploi a été tenté avec un succès plus ou moins grand par la plupart des chirurgiens. Quelques-uns le réservent uniquement pour le lavage des mains. D'autres ne l'emploient que pour l'antisepsie des muqueuses et de la peau. D'autres enfin utilisent son action antiseptique au cours des opérations et pour les pansements.

La solution employée par ces derniers varie de 1 pour 1000 à 1 pour 5000.

Par les belles applications qu'il en a faites à l'hôpital de Hambourg, *Schede* a démontré que c'est le plus puissant agent de désinfection et que c'est lui aussi qui procure la guérison la plus rapide et la plus parfaite des plaies. — Là en effet où l'acide phénique et l'iodoforme avaient échoué contre la pyohémie et l'érysipèle, le sublimé réussit rapidement à les faire disparaître d'une façon complète.

Méthode de Schede. — Ce chirurgien emploie deux solutions :

— Une au $1/1000$, qui sert à la désinfection des mains, de la peau du malade, des éponges, des drains, de toutes les plaies accidentelles faites de l'extérieur à l'intérieur et pour arroser de temps à autre les tissus que l'on ne croit pas absolument sains.

— L'autre au $1/5000$, pour arroser les plaies opératoires faites dans les tissus sains.

— Malgré les précautions dont il s'entoure et la faiblesse des solutions généralement employées, Schede a eu dans son service des cas d'intoxication grave par le sublimé ; aussi, malgré les avantages réels que cet antiseptique présente, avant de l'employer sans conteste, il reste encore à déterminer quelques points particuliers de son action sur les divers téguments.

Intoxication et accidents produits par le sublimé.

1° *Accidents locaux.* — Comme je l'ai signalé plus haut, son action locale sur les muqueuses est peu irritante. — Le docteur Chibret l'emploie couramment dans la chirurgie oculaire, même pour les pansements permanents sur la conjonctive, où son action antiseptique est bien plus sûre

que celle de l'acide borique, sans causer plus d'irritation.
— En revanche, il a remarqué que si l'on fait dans les milieux liquides de l'œil une instillation de quelques gouttes
d'une solution, même très faible, de sublimé, il se forme
sur le cristallin des opacités indélébiles.

Je crois devoir rapprocher de cet accident, qui m'a été
communiqué par le docteur Chibret, celui signalé par
Ribbert et Krückenberg : dans trois autopsies qu'ils firent
de femmes mortes à la suite d'ovariotomie, ces chirurgiens
trouvèrent des adhérences considérables et très solides des
anses intestinales à la paroi abdominale, et ils n'hésitèrent
pas à attribuer à la solution de sublimé au deux-millième
qui avait été employée l'inflammation adhésive qui les
avait produites.

Les autres accidents locaux sont des érythèmes parfois
étendus et simulant des lymphangites, d'autres exanthèmes
divers, mais en somme d'une importance et d'un danger
plutôt apparents que réels.

2° *Accidents généraux.* — Il n'en est pas de même des
accidents généraux signalés par divers auteurs. Ils sont
assez graves pour que plusieurs chirurgiens rejettent complètement l'emploi du sublimé dans la méthode antiseptique.

Pour ma part, je crois qu'il serait fâcheux de se priver
d'un antiseptique aussi puissant. Pour en rendre l'emploi
inoffensif il suffira de déterminer par des expériences bien
faites dans quelles conditions précises et sur quels tissus
on peut l'employer sans danger.

L'intoxication par le sublimé débute toujours par la
diarrhée accompagnée de fortes coliques. Les selles sont
fétides, aqueuses, verdâtres, puis striées de sang; elles
deviennent de plus en plus fréquentes et peuvent réduire
le malade à un état d'adynamie et de prostration mortelles. On trouve, dans ces cas, de larges ulcérations dans
le gros intestin.

La *stomatite*, moins fréquente, peut être déterminée par
une intoxication même légère chez certains sujets; d'autres
fois elle est accompagnée de désordres intestinaux graves
et n'apparaît que vers le deuxième ou le troisième jour.

Dans presque tous les cas d'intoxication grave par le sublimé, on trouve *de l'albumine* dans les urines, qui présentent une coloration rouge spéciale et sont troubles et fluorescentes. Cette albuminurie caractérise une néphrite parenchymateuse plus ou moins grave. *(Albuminurie mercurielle.)*

Il peut survenir aussi une série d'*éruptions cutanées* à forme bénigne ou à forme fébrile, ressemblant assez à l'éruption scarlatineuse; cette éruption disparaît assez rapidement.

Les accidents analogues qui se produisent sur la muqueuse du gros intestin sont plus graves et peuvent se terminer par la nécrose superficielle de cette muqueuse.

Quelques auteurs ont attribué à l'action du sublimé toute une série d'accidents péritonéaux qui se produisent parfois immédiatement après une injection intra-utérine de sublimé. La douleur subite et très vive est suivie d'un état syncopal; des vomissements et des selles fréquentes surviennent, en même temps que le ventre se ballonne et devient dur. — Pour ma part j'ai observé quatre fois des accidents absolument semblables à la suite d'instillations intra-utérines de nitrate d'argent en solution faible. — Je ne peux donc attribuer ces accidents subits qu'à la propagation de l'irritation produite sur la muqueuse utérine, aux annexes et à la séreuse péritonéale. — C'est un choc véritable, accentué surtout par son retentissement abdominal, mais dont l'origine réflexe est la muqueuse génitale. — L'issue intra-péritonéale du liquide injecté n'est pas un fait prouvé, mais il pourrait se produire exceptionnellement, dit-on, chez certaines femmes chez lesquelles le calibre des trompes est probablement augmenté; ou bien encore lorsque la solution introduite dans l'utérus ne peut pas être évacuée facilement. *(Choc utérin.)*

Les enfants, les femmes, et surtout les sujets débiles, sont plus aptes que les autres à l'intoxication par le sublimé.

Mais les sujets le plus rapidement atteints sont ceux chez qui les reins malades ne permettent pas l'élimination rapide; chez ceux-là on devra proscrire l'emploi du sublimé. *(Contre-indications de l'emploi du sublimé.)*

Il sera donc important de se rendre compte de l'état

4

d'intégrité de ces organes avant de l'employer pour laver les plaies.

Pour les plaies à large surface la solution sera de $1/5000$, et l'on aura soin qu'il ne reste pas de liquide.

Si, malgré ces précautions, l'intoxication mercurielle se produit, il faudra songer tout d'abord à l'élimination du poison : l'on administrera des diurétiques pour augmenter la sécrétion urinaire, et tout particulièrement la digitale. On administrera le chlorate de potasse contre la stomatite et la gingivite ; enfin l'on combattra le collapsus par les injections sous-cutanées d'éther.

L'accident *diarrhée* pourra être négligé, parce qu'il concourt à l'élimination rapide du poison.

IODOFORME

L'*iodoforme* est, depuis ces dernières années, très largement employé pour l'antisepsie chirurgicale ; en France, en Angleterre, l'iodoforme en poudre et la gaze iodoformée ont remplacé l'acide phénique dans l'application immédiate sur les plaies.

Mode d'emploi. La plupart des chirurgiens ont aujourd'hui la coutume de saupoudrer les plaies avec de l'iodoforme, après les avoir lavées avec une solution antiseptique. — Par-dessus la poudre, ils placent de la gaze iodoformée, sur laquelle on ajoute ensuite les autres pièces du pansement de Lister.

Les quantités les plus variables sont employées dans ce pansement.

Quelques-uns, comme Guyon, Terrier, Billroth, vident largement l'iodoforme avec une cuiller ou avec le flacon.

D'autres *saupoudrent* seulement à l'aide d'un insufflateur, d'autres enfin n'emploient jamais plus de 5 à 10 grammes pour les plaies les plus larges.

J'ai vu le professeur Bœckel, de Strasbourg, faire *le spray*, avec l'éther iodoformé, à l'aide de l'appareil de Richardson, dans les plaies, quand l'opération est terminée, avant de faire les sutures. Ce procédé n'altère pas les tissus, n'empêche pas la réunion par première intention, et fait pénétrer mieux que tout autre l'antiseptique dans les anfractuosités des plaies.

Kœberlé emploie l'iodoforme comme antiseptique *intrapéritonéal* dans la laparotomie. Quand l'opération est terminée, il saupoudre d'iodoforme la surface du péritoine d'une façon si légère que chaque grain de cristal est pour ainsi dire isolé. D'après l'éminent professeur, cette pratique suffit pour entretenir autour de chacune de ces particules d'iodoforme une zone antiseptique qui met le péritoine à l'abri de toute complication infectieuse.

Le professeur Albert, de Vienne, emploie aussi l'iodoforme comme antiseptique intrapéritonéal. Il en saupoudre le pédicule des tumeurs, dans la laparotomie, avant de l'abandonner dans la cavité, afin d'en bien assurer l'antisepsie.

A Vienne encore, Billroth se sert de la glycérine iodoformée en injection, dans certaines cavités. La formule qu'il emploie est la suivante :

        Glycérine pure. 100
        Iodoforme. 10

Le professeur Verneuil de Paris traite les abcès froids par les injections d'éther iodoformé. Je reviendrai sur ces pratiques à propos du nouveau traitement des abcès froids.

L'iodoforme s'emploie très couramment, comme désinfectant, sur les muqueuses.

Le professeur Spœth, de Vienne, saupoudre le fond du vagin d'iodoforme, à l'aide d'une poire en caoutchouc, après l'accouchement. C'est toute son antisepsie. Il supprime ainsi toute injection et tout lavage.

Dans son service de la maternité de l'hôpital Saint-Louis, Porak, à l'imitation de quelques accoucheurs allemands, emploie les *suppositoires iodoformés intra-utérins* à la suite des accouchements laborieux, des opérations, ou dans les cas d'infection commençante, pour maintenir l'antisepsie permanente des voies génitales.

Moi-même j'emploie, depuis longtemps, de gros suppositoires appliqués dans le col de l'utérus, *contre* certaines affections septiques de cet organe. — Ces suppositoires sont composés de la façon suivante :

Iodoforme en poudre. . . . . 5 gram.
Gomme arabique ⎫
Glycérine pure   ⎬ . . . . aâ 2 gram.
Amidon pur   ⎭

On obtient ainsi une masse suffisamment résistante pour être bien modelée et pour que son application soit facile.

J'emploie aussi avec de bons résultats des bougies d'iodoforme, préparées de la même façon, dans certaines formes de la métrite chronique.

L'odeur pénétrante et désagréable de cette substance peut être atténuée en ajoutant dans le flacon quelques gouttes d'essence de néroli qui lui donne le parfum de l'orange, ou bien en y laissant séjourner un morceau de fève de Tonka.

Pour les pansements externes par le vagin, Terrier conseille un mélange de poudre de café et d'iodoforme par parties égales.

L'application de l'iodoforme sur les muqueuses est complètement inoffensive. Même si la muqueuse est malade, l'action de ce médicament est très peu irritante, et l'érythème léger qu'on peut lui attribuer disparaît rapidement. Il possède même des propriétés d'anesthésie locale très appréciées des malades.

Il n'en est pas de même pour les applications qui en sont faites sur les plaies.

Intoxication et accidents produits par l'iodoforme. — L'absorption peut se faire rapidement pour les surfaces cruentées, et l'intoxication qui en résulte se manifeste d'abord par des *troubles gastriques* particuliers. — Il survient des nausées et des vomissements; le malade a dans la bouche un goût d'iodoforme désagréable.

Le docteur Poncet, de Lyon, a signalé cette particularité

que l'argent mis en contact avec l'iodoforme prend une odeur fétide insupportable, qui devient surtout appréciable si l'on frotte la pièce d'argenterie.

Il se sert de ce moyen pour apprécier le degré d'absorption de l'iodoforme et conseille aux malades qui font usage de ce médicament de ne pas employer d'argenterie, sous peine d'augmenter encore l'anorexie qu'il provoque[1].

A ces premiers troubles gastriques succèdent des *phénomènes nerveux* caractérisés par l'insomnie absolue et le délire nocturne, qui se calme généralement le matin pour faire place à un état mélancolique caractérisé.

Ces troubles durent habituellement plusieurs jours après que leur cause a été supprimée, à cause de la lenteur de l'élimination des iodures alcalins.

Quand l'intoxication doit aboutir à une terminaison fatale, le pouls augmente de rapidité; aux phénomènes d'excitation succède un collapsus profond, continuel. La respiration devient spasmodique, et la mort peut survenir dans le cours d'un accès. D'après la plupart des auteurs, ces accidents sont dus à l'action directe de l'iode sur les centres nerveux.

Martin, de Lyon, Binz, Hogyes croient que l'iodure se dissout dans le sérum du sang et aussi quand il est en contact avec les graisses de l'économie, et d'après ces auteurs, on doit l'employer avec la plus grande parcimonie à la surface des plaies, dans les régions où le tissu adipeux est abondant, comme dans l'extirpation du sein ou dans la région périnéale.

En résumé, l'iodoforme doit être employé avec modération :

1° Dans les régions d'où l'on ne pourrait l'extraire qu'avec difficulté;

---

1. On peut encore reconnaître l'intoxication par l'iodoforme en recherchant la présence de l'iode dans l'urine : pour cela on déplace l'iode de ses combinaisons alcalines en ajoutant à l'urine quelques gouttes d'acide sulfurique. L'iode en liberté est mis en évidence par sa dissolution dans une faible quantité de chloroforme, qu'il colore en violet.

2° Sur les plaies fraîches, étendues, dans les régions adipeuses;

3° Chez les vieillards cachectiques dont l'état du cœur et des reins fait soupçonner que l'élimination sera fort lente.

Pour modérer la rapidité de l'absorption de l'iodoforme contenu dans les pièces de pansement, Billroth fait préparer de la gaze dans laquelle le tannin combiné à l'iodoforme fixe cette dernière substance, qui n'est alors cédée que lentement et absorbée de même.

Traitement de l'empoisonnement par l'iodoforme.

Le traitement de l'*intoxication* par l'iodoforme consiste dans l'administration des diurétiques pour faciliter son élimination, et de substances alcalines qui, d'après Hogyes, ont pour effet de fixer l'iode en liberté dans l'économie, en formant de l'iodure alcalin. — Le sel le plus employé est le bicarbonate de potasse, que l'on donne en solution aqueuse à 5 ou 10 pour 100.

CHLORURE DE SODIUM

Le chlorure de sodium est employé comme antiseptique par plusieurs chirurgiens, et en particulier par Kovacs, de Budapest. — Cette substance offre de nombreux avantages; on la trouve partout, elle est à très bon marché et son action hémostatique est précieuse.

La solution dont on se sert est la suivante:

> Chlorure de sodium pur. . . . . 20 gram.
> Eau filtrée. . . . . 1000 kilogr.

L'eau est filtrée par un simple filtre de feutre ou de grosse laine, attaché au robinet qui fournit l'eau.

Chez le docteur Terrier, le filtrage de l'eau se fait à l'aide d'un filtre Pasteur adapté à la dernière partie du tuyautage qui conduit l'eau au robinet.

Le professeur Kovacs se sert avec succès de la solution de sel de cuisine, comme antiseptique, et je crois que son emploi passera facilement dans la pratique chirurgicale, quand des expériences bien faites auront démontré scientifiquement la puissance antiseptique de cette substance.

CHLORURE DE ZINC

Le chlorure de zinc est un peu abandonné depuis quelque temps, aussi bien que la plupart des antiseptiques coagulants, comme l'*alcool*; c'est un antiseptique très puissant; à la dose de 8 pour 100, qui est la solution habituellement employée, il laisse une pellicule blanchâtre qui n'empêche en rien la réunion immédiate; la formule est la suivante :

```
Chlorure de zinc. . . . . . . . . . . .    8 gram.
Eau filtrée. . . . . . . . . . . . . .   100   —
```

Cette solution doit être employée surtout dans les plaies anciennes, granuleuses, dont la surface est fortement organisée. Il faut éviter son emploi dans les plaies qui avoisinent les gros vaisseaux, car on a vu dans ces cas se développer sur les parois artérielles des eschares qui ont donné lieu à des hémorrhagies mortelles[1].

Parmi les antiseptiques moins employés aujourd'hui, je dois encore citer le **chloral**. Il possède des propriétés d'anesthésie locale et générale qui, jointes à ses propriétés antiseptiques très prononcées, en font un agent très utile dans quelques cas spéciaux.

On emploie d'habitude la solution à 1 pour 100.

1. Poulet. Gester.

CHAPITRE IV

PRÉPARATION DES PIÈCES DE PANSEMENT

LES PIÈCES DE PANSEMENT. — Le pansement antiseptique, tel que l'a enseigné Lister, a subi de nombreuses modifications durant ces dernières années. L'apparition de l'iodoforme et du sublimé, dans la pratique habituelle, a simplifié beaucoup les différentes pièces du pansement; l'innocuité locale de ces substances a permis de supprimer le protective et le mackintosh.

Dans la plupart des cliniques de l'Europe, j'ai vu l'iodoforme en poudre et la gaze iodoformée faire tous les frais de l'antisepsie.

Malgré cela, je vais donner rapidement les formules de préparation de ces pièces de pansement, parce qu'elles sont utilisées encore dans beaucoup de cas :

PROTECTIVE

Préparation du protective.

On se sert, pour préparer cette matière, de soie huilée commune que l'on enduit sur ses deux faces d'une mince couche de vernis copal. Quand le vernis est sec, avec un pinceau, on met, sur chaque face du taffetas ainsi obtenu, une mince couche de la préparation suivante :

Solution d'acide phénique à 2¹/₄ pour 100. 32 parties.
Amidon pulvérisé.   4   —
Dextrine.   14   —

Dans le pansement de Lister, cette lame de taffetas ainsi préparée se place immédiatement au-dessus de la plaie pour la soustraire au contact irritant de l'acide phénique des autres pièces du pansement.

MACKINTOSH

Le Mackintosh est l'étoffe imperméable que l'on met, entre deux doubles de gaze, par-dessus les pièces humides du pansement pour empêcher leur évaporation rapide.

On la trouve, dans le commerce, sous la forme d'une étoffe de coton mince revêtue d'une faible couche de caoutchouc souple et résistante.

Après chaque pansement, cette pièce doit être renouvelée, savonnée soigneusement et mise pendant quelques heures dans la solution forte d'acide phénique.

Les autres substances qui servent aux pansements sont très nombreuses : la *ouate*, la *tourbe*, l'*étoupe*, la *charpie* et plus récemment la *ouate de bois* sont employées avec des avantages à peu près analogues.

Au point de vue économique, les Allemands préfèrent la **ouate de bois** (*Holz-wolle*), dont le prix est peu élevé. On fabrique cette substance à Hohenlebbe en Bohême. Il est bon de dégraisser celles de ces matières qui sont d'origine animale, en les faisant bouillir pendant quelques heures, dans de l'eau chaude, avant de leur faire subir la préparation antiseptique.

Thiersch les prépare en les plongeant dans le liquide suivant :

Acide salicylique. . . . .   75 gram.
Glycérine.   500   —
Eau chaude à 90°   4500   —

On fait sécher à l'étuve, l'on enveloppe dans du papier de parchemin et l'on conserve en boîtes ou en vases bien fermés.

La **ouate et l'étoupe phéniquées** se font de la même façon; on se sert pour les préparer de la solution forte, dans laquelle on les laisse plonger plusieurs heures.

Schede fait ces préparations avec la tourbe et la mousse, qu'il plonge pendant quelques heures dans une solution de sublimé à $1/_{500}$.

Il se sert aussi de la gaze et de la ouate sublimées, qu'il prépare en les immergeant dans le mélange suivant :

Sublimé.	1 parties.
Eau. 1000	—
Glycérine 10	—

On sèche pendant une heure, on enveloppe de papier parchemin et l'on conserve en vases clos.

Ce chirurgien se sert aussi beaucoup de la *laine de verre* qu'il conserve dans une solution de sublimé à 1 pour 1000. Cette substance, grâce à sa capillarité, favorise l'écoulement des liquides qui se forment dans les plaies.

Voici de quelle façon on applique ce pansement :

Après avoir bien vidé la plaie en la pressant à l'aide de grosses éponges, on applique, sur la surface de réunion, une légère couche de laine de verre et des petits coussins de mousse pour combler les inégalités et maintenir en contact les parties à réunir. Par-dessus, l'on place des bandes de gaze sublimée et l'on recouvre le tout avec un grand coussin maintenu par une bande de gaze humide.

Les plaies ouvertes sont bourrées de gaze sublimée et recouvertes de coussinets de mousse ou de laine de verre.

Billroth saupoudre la plaie d'iodoforme, puis, immédiatement sur la suture il pose une bande double de *gaze iodoformée;* il place en ceinture une couche d'ouate désinfectée, épaisse de 8 centimètres environ, et une large serviette suffit à maintenir le tout.

La gaze iodoformée dont il se sert est préparée avec du tannin mélangé à l'iodoforme.

GAZE IODOFORMÉE

La *gaze iodoformée* est couramment employée de nos jours, surtout dans les opérations plastiques sur le vagin et l'utérus.

A la suite de l'opération, on lave au sublimé ou à l'acide phénique, et l'on fait un tamponnement léger avec une bande de gaze iodoformée introduite dans le vagin.

Pour la préparer, on trempe une large bande de gaze dans la glycérine neutre; on étanche à sec, on saupoudre alors avec de la poudre très fine d'iodoforme la bande, qu'on plie en plusieurs doubles. Suivant l'usage qu'on veut en faire, on lui donne la disposition et les dimensions nécessaires.

L'adhésion de l'iodoforme est intime avec le tissu, que l'on conserve, ainsi préparé, en vase clos.

CHAPITRE V

AFFECTIONS DE L'APPAREIL GÉNITAL DE LA FEMME :
1° TUMEURS. — 2° INFLAMMATIONS. — 3° DÉVIATIONS

LEUR TRAITEMENT CHIRURGICAL

EXAMEN DES MALADES

Les indications opératoires étant le résultat de l'examen rigoureux des malades, celui-ci doit être fait avec le plus grand soin et de façon à ne négliger aucun élément de diagnostic.

Les précautions antiseptiques les plus complètes devront toujours être prises, autant du côté de la malade que du côté de l'explorateur et de ses instruments.

Il arrive fréquemment, dans l'exploration vaginale, que le doigt ou l'instrument portent jusque sur la matrice des éléments infectieux cueillis au passage sur l'entrée du canal vaginal. Beaucoup de métrites n'ont pas d'autre origine.

Pour éviter ce grave inconvénient, avant d'introduire le doigt ou un instrument d'exploration, on devra toujours nettoyer largement la vulve et le conduit vaginal avec une injection antiseptique (sublimé à 1 pour 1000), qui y sera portée à l'aide d'une grosse canule de verre.

Les instruments et les mains seront lavés avec cette même solution.

La **position** donnée à la malade varie selon les chirurgiens, mais surtout le genre d'exploration que l'on a à pratiquer.

Le *décubitus latéral*, position américaine, est généralement utilisé pour l'application du spéculum de Sims ; mais il a l'inconvénient de ne pas permettre l'exploration bimanuelle.

La position *génu-pectorale* n'est indiquée que dans des cas très rares.

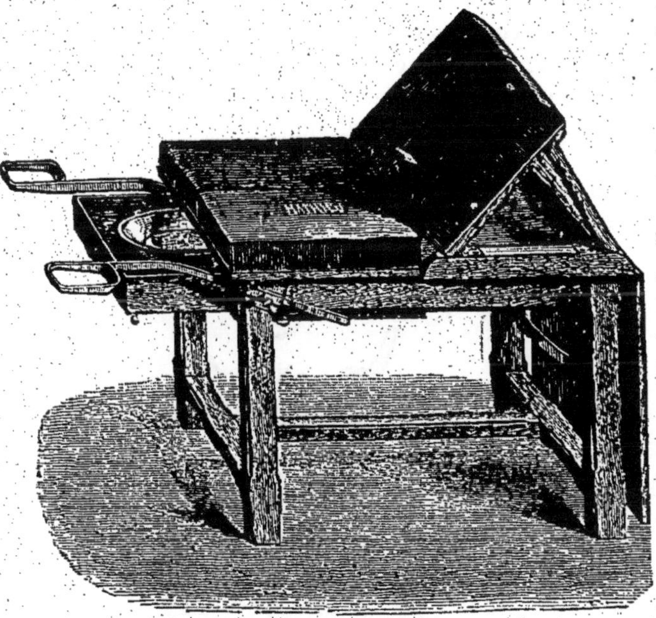

Fig. 12. — Table pour l'examen gynécologique.

C'est le *décubitus dorsal* qui est la position normale, pour l'examen complet de la femme. Il sera fait sur un lit quand on n'aura qu'à pratiquer le toucher seulement, ou sur une table appropriée si l'on emploie le spéculum.

La tête sera légèrement soulevée et les cuisses fléchies pour mettre en résolution les muscles de l'abdomen.

Pour ne rien oublier, le chirurgien doit écrire le résultat de son examen ou le dicter à mesure.

L'examen porte d'abord sur les antécédents de la malade, et sur son état général actuel.

On examine le cœur et les poumons; les ganglions du cou et de l'aine.

On passe ensuite aux organes extérieurs; on examine la vulve, les grandes et petites lèvres, le méat urinaire, le clitoris et le vestibule.

L'exploration des organes contenus dans le ventre et le bassin a lieu ensuite.

Pour le ventre on emploie la palpation. Pour le bassin, le toucher seul ou combiné avec la palpation.

Enfin l'examen au spéculum.

La palpation se fait à l'aide des deux mains posées à plat sur le ventre. Elle est complétée par la percussion et l'auscultation de l'abdomen.

Exploration bi-manuelle. L'exploration profonde de la région sus-pubienne se fait

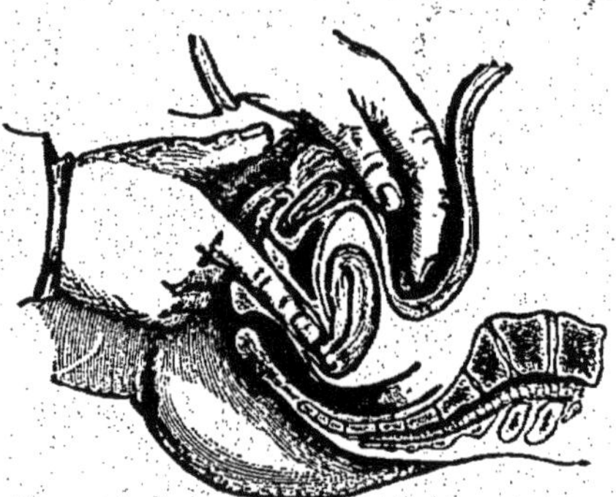

Fig. 13. — Exploration bi-manuelle.

en enfonçant l'extrémité des doigts derrière les os du pubis. Pour que cette exploration soit efficace, elle sera combinée avec l'examen par le doigt placé dans le vagin. Pendant que ce doigt repousse vers la paroi abdominale les parties qu'il rencontre, les doigts de l'autre main, enfoncés derrière le pubis, dépriment la peau et refoulent le contenu du bassin vers le doigt placé dans le vagin.

De cette façon, si les mains de l'explorateur sont bien en

face l'une de l'autre, les organes du petit bassin sont saisis entre les deux mains, qui peuvent en reconnaître facilement l'état.

Dans certains cas, on peut remplacer le toucher vaginal par le toucher rectal, pour pratiquer cette exploration bimanuelle, principalement quand il s'agit de diagnostiquer les tumeurs rétro-utérines.

Hegar facilite cette inspection en abaissant la matrice, dont on saisit le col avec la pince de Museux; les doigts, introduits dans le rectum, peuvent alors dépasser le sommet de l'utérus abaissé et se rendre compte des relations de l'organe ou de la tumeur avec les tissus voisins.

L'introduction du **spéculum** complétera l'examen; il est important de toujours laver le spéculum avec une solution antiseptique au moment de s'en servir. — Il est bon de noter que l'emploi du spéculum comme moyen d'exploration perd chaque jour de son importance. Les indications fournies par l'exploration bimanuelle et les autres moyens d'examen sont beaucoup plus précises.

Dans certains cas, on complétera l'examen, en introduisant dans la vessie une sonde rigide assez longue. Deux doigts seront maintenus dans le vagin pendant que l'autre main, manœuvrant la sonde, viendra appliquer les parois de la vessie sur les doigts qui sont dans le vagin.

La sonde sera écouvillonnée avec soin et lavée au sublimé avant d'être employée.

Breisky, de Prague, fait fabriquer des sondes métalliques dont l'extrémité, au-dessus des œils, est pleine; il supprime ainsi le cul-de-sac, dont le nettoyage est toujours difficile.

Cathétérisme de l'utérus. — Après cet examen on doit procéder, si c'est nécessaire, à l'exploration de la cavité de l'utérus par la sonde.

Malgré ce qui a été écrit, il y a peu de temps encore, cette exploration est complètement inoffensive si elle est conduite avec prudence et si la méthode antiseptique est employée. — Le premier soin sera de nettoyer à fond le vagin, afin que la sonde, en le traversant, ne se charge pas de germes infectieux qu'elle irait semer dans la matrice.

La sonde employée sera de 3 millimètres de diamètre environ, faite d'un métal très malléable, plomb, cuivre recuit ou argent fin, et renflée à son bout; elle sera parfaitement désinfectée

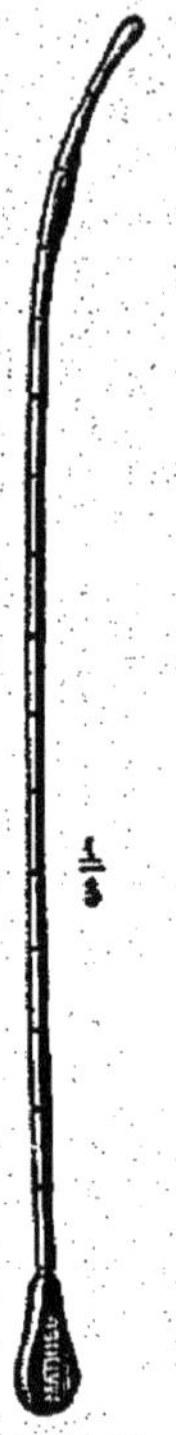

Les indications données par le cathétérisme portent sur la *longueur de la cavité de l'utérus;* sur l'*état de la muqueuse;* sur la *direction* qu'affecte la cavité[1]; il indique si l'utérus *est ou n'est pas vide;* s'il est *mobile,* et l'état de perméabilité du canal cervical.

Le cathétérisme utérin est si peu dangereux que, pour beaucoup de chirurgiens, l'état gravide de l'utérus n'est pas une contre-indication absolue à son cathétérisme.

Il est important de se rappeler toutefois que, dans cet état, le tissu utérin est plus facilement traversé.

Le professeur Massarenti va plus loin dans cette pratique. Il tire profit du *cathétérisme utérin pour le diagnostic de la grossesse* au début. Il emploie pour le pratiquer des sondes de cire très minces (4 mill. de diamètre), flexibles, mais assez résistantes, qu'il introduit jusqu'au fond de l'utérus ou jusqu'au bord placentaire. Les membranes sont assez résistantes, pour ne pas se déchirer, et la manœuvre est trop rapide pour que la sensibilité de l'utérus puisse entrer en jeu et déterminer l'avortement.

Grâce à ce moyen le professeur Massarenti a pu faire des diagnostics de grossesses d'un mois, même de 12 jours, et depuis sept ans qu'il emploie ce procédé, il n'est jamais rien arrivé de fâcheux à ses malades. Sans recommander cette pratique, j'ai cru devoir la mentionner pour bien montrer combien le cathétérisme utérin est inoffensif.

Fig. 14.
Hystéromètre.

1. Un Américain a inventé une sonde dont l'extrémité extérieure reproduit en sens inverse les courbes qui se produisent sur l'extrémité interne pendant le cathétérisme. Il existe une sonde française plus perfectionnée encore, qui inscrit sur un cadran qu'elle porte les courbes à mesure qu'elle les rencontre.

L'examen, pratiqué comme je viens de le décrire, suffira le plus souvent pour donner les indications nécessaires, qu'il s'agisse de tumeurs de l'ovaire ou du col utérin ou de déviations de l'utérus. Dans les tumeurs du col, il sera bon de le faire suivre de l'*examen microscopique* des parcelles de la tumeur que l'on pourra se procurer par le raclage.

Pour certaines tumeurs du corps de l'utérus, l'examen que j'ai décrit plus haut ne suffit pas toujours; il peut être impuissant à les révéler à leur début, quand leur volume n'est pas encore assez développé et qu'elles se manifestent seulement par des symptômes vagues comme les métrorrhagies et l'hydrorrhée.

Il est d'une très grande importance d'agir de bonne heure, dans les tumeurs de l'utérus; aussi, quand on soupçonne leur présence, il ne faut pas hésiter à procéder à l'examen direct, qui ne peut être fait qu'à travers le canal cervical.

Dilatation du col utérin.

La dilatation du col est indispensable pour le diagnostic précis de la plupart des tumeurs interstitielles ou sous-muqueuses du corps de l'utérus.

1° DILATATION LENTE DU COL. — Cette dilatation peut être *lente* : dans ce cas on l'obtient avec les éponges préparées ou les tiges de laminaria et de tupélo.

Les éponges devront être fortement phéniquées ou sublimées, et leur introduction sera facilitée en les enduisant d'un corps gras solide. L'huile ou tout autre liquide gras ramollirait la pointe de l'éponge et rendrait son introduction plus difficile.

Une bonne préparation des éponges coniques consiste à les laisser pendant une heure dans l'éther iodoformé, on les retire ensuite et on les laisse sécher. Elles s'imprègnent très profondément d'iodoforme sans perdre leur forme ni leur consistance. Les tiges de laminaria et de tupélo seront préparées de même. Cette pratique est celle de Doléris, ainsi que cela ressort des observations publiées par lui à propos du traitement de l'avortement[1]. — Plus récemment M. Porak a lu à la Société médicale du sixième arrondissement de Paris une note relative à l'asepsie des éponges qui conclut également à la supériorité de l'éther iodoformé. Cet auteur a montré en outre que l'huile, l'éther et l'alcool peuvent imprégner l'éponge préparée sans la dilater et sans lui faire perdre sa qualité indispensable, la *dilatabilité*. A. Martin, de Berlin, a coutume de les plonger dans une solution alcoolique d'acide phénique à 95 pour 100.

À l'aide de ces procédés on dilate le canal cervical dans une assez grande hauteur; mais, malgré toutes les précautions antiseptiques, ce sont des moyens limités, et pour certains objets la dilatation obtenue par eux est insuffisante.

2° DILATATION RAPIDE DU COL. — On a inventé beaucoup d'instruments de *dilatation immédiate* du col, mais aucun ne donne de résultats pleinement satisfaisants et ils sont d'un maniement peu sûr.

La dilatation rapide, quand elle ne doit pas être très large, est obtenue plus sûrement par l'introduction progressive de sondes en cuivre ou en gomme dure (sondes de Hégar et de Kœberlé) de plus en plus grosses et toujours en observant les précautions antiseptiques. Par ce dernier moyen on peut en une séance de dix minutes dilater de plus d'un centimètre un utérus qui s'y prête un peu.

3° DILATATION EXTEMPORANÉE DU COL UTÉRIN. — Quand l'exploration nécessite une dilatation plus large, il ne faut pas hésiter à l'obtenir par l'**incision bilatérale du col**.

Malgré que cette méthode soit sanglante, elle n'offre aucun danger quand elle est faite avec une antisepsie rigoureuse, et c'est la plus utile quand le canal cervical est très rétréci et le col résistant.

Il faut inciser le col de chaque côté jusqu'aux culs-de-sac. Lorsqu'on a terminé l'exploration digitale du corps, ou le raclage, s'il est indiqué, il suffit de poser quelques points

---

1. *Bull. de la Société obstétricale*, mars, juin et juillet 1886. — *Nouv. Arch. d'obstétrique et de gynéc.* — *Arch. de tocologie.* — *Journ. de méd. de Paris*, 1886.

de suture qui referment les incisions et de faire ensuite un pansement à la gaze iodoformée, pour que tout soit terminé en quelques jours.

L'exploration de la cavité de l'utérus, pratiquée au moyen de l'incision bilatérale du col, doit être faite sous le chloroforme dans la plupart des cas.

On peut encore obtenir une bonne dilatation rapide à l'aide du dilatateur à trois branches de Sims.

Après l'accouchement ou l'avortement, la dilatation s'obtient parfois assez vite avec les sacs de caoutchouc de R. Barnes.

Dans certains cas où l'élément *douleur* prédomine dans la métrite chronique, et dans quelques variétés de névralgie utérine dont le siège peut être rapporté au col (dysménorrhée douloureuse ou spasmodique), **Doléris** n'hésite pas à pratiquer la dilatation *forcée-extemporanée* du col, comme on pratique celle de l'anus pour les fissures douloureuses (voir thèse de Soto, Paris, 1885). Plus récemment un gynécologue américain, Goelet, a proposé le même procédé, qui lui a donné de nombreux succès.

4º DILATATION TOTALE DE LA CAVITÉ UTÉRINE (**Méthode du professeur Vulliet**, de Genève). — Cette méthode est d'invention récente (1885). Pour la pratiquer il est indispensable de faire prendre à la malade la position de Bozeman ou genu-pectorale.

Le siège sera placé très haut en face de la lumière; les reins fortement courbés formeront une véritable ensellure. — La malade s'habituera rapidement à prendre seule cette position, un peu pénible au début.

Avec une valve très large de Sims, on relèvera fortement le périnée et l'ouverture du col deviendra alors facilement accessible.

On commencera la dilatation du col en choisissant pour chaque cas particulier l'instrument (sonde ou dilatateur) qui s'adaptera le mieux aux dimensions, à la forme et à la direction du canal cervical.

Cet instrument sera graduellement augmenté de volume ou d'action jusqu'à ce que l'on ait obtenu un certain degré

de dilatation qui permette l'introduction de tampons iodoformés.

Ces tampons de coton sont d'une grosseur qui varie
entre celle d'un gros pois et celle d'une amande. Ils sont
attachés à leur centre par un double fil.

On les plonge dans une solution éthérée d'iodoforme
au $^1/_{10}$, on les agite vivement dans l'air pour les sécher
rapidement, et on les conserve dans un flacon bien bouché.

A l'aide de pinces à pansement recourbées, longues et
très minces, on porte ces tampons à l'entrée de l'orifice
externe de l'utérus; de là, on les pousse petit à petit dans
la cavité utérine avec une tige métallique, jusqu'à ce
qu'ils aient franchi l'orifice interne et pénétré complètement dans la cavité.

On réunit dans un seul nœud tous les fils qu'on a laissé
pendre hors de la vulve, de façon à pouvoir retirer ou
changer facilement les bourdonnets.

Ces premiers tampons qu'on aura placés au nombre de
trois ou quatre, dès la première séance, seront retirés au
bout de 24 ou 48 heures ; on lavera la cavité si c'est nécessaire, et on les remplacera *séance tenante* par d'autres tampons dont on *augmentera graduellement* le nombre et la
grosseur.

Il est indispensable de ne pas laisser la cavité utérine
vide, pour ne pas perdre le bénéfice de la dilatation déjà
obtenue.

Ces tampons antiseptiques sont généralement bien supportés ; ils peuvent produire cependant des vomissements
semblables à ceux de la grossesse, mais que l'on arrête
facilement.

Après avoir obtenu un commencement de dilatation par
les tampons iodoformés, on peut l'activer en introduisant
dans la cavité utérine rendue aseptique un petit faisceau
de trois ou quatre tiges de laminaria bien désinfectées. —
Après 24 heures, on les enlèvera ; on lavera avec soin la
cavité au sublimé et l'on continuera le tamponnement avec
le coton iodoformé.

Ce tamponnement, de plus en plus volumineux, distend

graduellement la cavité utérine, jusqu'à ce que le coton étant retiré et l'air remplissant la cavité, la dilatation est telle que le regard peut inspecter toute l'étendue de ses parois et pénétrer jusqu'au fond de l'utérus; en un mot, jusqu'à ce que les cavités de l'utérus et du vagin ne paraissent plus former qu'un seul canal.

Le temps nécessaire pour arriver à cet état de dilatation varie selon l'état de l'utérus et le degré de résistance du col. Dans les cas les plus rapides il a suffi de cinq jours. Quand le col est très résistant il faut jusqu'à cinq semaines.

En général quinze jours suffisent pour obtenir la dilatation graduelle complète de la cavité utérine, en renouvelant le tamponnement tous les deux jours.

Cette dilatation peut être maintenue très longtemps, par la continuation de l'application de tampons dont on augmentera ou diminuera le nombre, selon les nécessités de chaque cas. — Abandonnée à elle-même, la cavité reprend sa capacité normale en quelques semaines.

Chez certaines malades âgées, il faudra dilater la vulve et le vagin atrophiés, à l'aide de gros tampons iodoformés ou imbibés d'huile térébenthinée, avant d'arriver à la matrice.

La dilatation ainsi obtenue permet d'appliquer directement un traitement local, sous le contrôle de la vue, qui peut être aidée d'un éclairage par l'électricité ou par tout autre appareil à réflecteur. Elle a permis l'application d'un traitement énergique dans de nombreux cas de cancer de la matrice, dans des cas de polypes fibreux intrapariétaux faisant saillie dans la cavité, dans des fibromyômes et contre l'endométrite.

M. Vulliet a pu présenter aux sociétés médicales des photographies du fond de la cavité utérine ainsi dilatée et aussi des moulages en plâtre ou en caoutchouc.

Quelques observations récentes nous font croire que la dilatation par la méthode suisse est parfois très longue et qu'elle n'est pas sans provoquer des accidents nerveux ou autres (fièvre, excitation, douleur, phénomènes hystériques, etc.) quelquefois assez intenses. De plus, l'emploi des éponges préparées aseptiques, de volume progressivement croissant, peut conduire rapidement au même résultat.

Enfin, le bénéfice de la vue est très limité dans cette inspection de l'utérus dilaté. — Il suffit que l'on puisse introduire le doigt, et le toucher ainsi pratiqué directement est certainement supérieur à toute autre méthode d'exploration intra-utérine.

I. TUMEURS DE L'UTÉRUS

Cancer. — Le cancer de l'utérus relève d'opérations diverses qui diffèrent selon la nature du mal, son siège et son degré de développement.

Avant d'entrer dans la description des procédés nouveaux d'opération, je crois utile de signaler ici le mouvement général qui se fait parmi les gynécologues en faveur de la *précocité* de l'opération, quelle que soit la nature primitive du néoplasme de l'utérus ou de ses annexes, et aussi en faveur de l'*ablation totale* de l'organe aussitôt que la nature maligne du néoplasme est soupçonnée.

Grâce à la méthode antiseptique, en effet, l'opération, par elle-même, n'offre plus aujourd'hui de grands dangers. Le péril véritable, c'est d'arriver trop tard, alors que l'infection générale est faite, ou que le développement du mal ne permet pas de le détruire en entier.

Des travaux récents faits en France et en Allemagne démontrent que certains néoplasmes utérins d'apparence bénigne ont souvent, dès leur début, des éléments de malignité que l'on peut reconnaître à l'aide de recherches histologiques minutieuses. Ces éléments, d'abord latents, en se développant provoquent une dégénérescence maligne bientôt évidente, qui se termine par la généralisation de l'affection.

Ruge et *Schrœder* ont constaté que cette évolution maligne est plus rapide dans les tumeurs qui siègent sur le col que dans celles qui siègent sur le corps. Ils concluent à l'intervention prématurée, quelle que soit la nature primitive de ces tumeurs.

Poupinel, en France, *Cohn*, en Allemagne, ont étudié tout récemment avec soin cette évolution maligne dans les tumeurs de l'ovaire.

Elle est la même pour les *néoplasmes utérins*. A Berlin, on peut voir dans le laboratoire de Schrœder une série de pièces accompagnées de préparations histologiques qui montrent bien la succession de la marche de ces tumeurs, qui, au début, paraissent être de simples adénomes, des papillomes ou des végétations polypeuses, et qui, plus tard, offrent tous les caractères de la tumeur maligne.

Dans sa thèse récente pour l'agrégation, *M. Bar* a bien résumé le développement du cancer du col de l'utérus.

Le cancer peut débuter au niveau de la portion vaginale ou au niveau du canal cervical. Quel que soit son siège primitif, il se présente sous trois formes cliniques : *ulcéreuse, végétante, infiltrante.*

1° Cancer du canal cervical (d'après *Ruge* et *Veit*). —

a) Il débute par des noyaux sous-muqueux au sein du tissu conjonctif et *en dehors des glandes jusque-là respectées.* La muqueuse est soulevée d'abord, puis altérée, *toujours au-dessus de l'orifice externe, qui est respecté.*

L'ulcération se développe en évidant le col qui est réduit à une coque mince.

L'envahissement gagne surtout vers le corps en s'emparant du tissu musculaire et paraissant respecter la muqueuse. D'autre part, l'aspect de la portion vaginale du col peut paraître extérieurement normal, ou parfois une fissure se fait visiblement sur le museau de tanche. Enfin le parametrium est intéressé dans toutes les directions, même alors que la portion vaginale paraît indemne.

b) Il débute dans les glandes : soit dans les culs-de-sac glandulaires qui s'hypertrophient, se multiplient par bourgeonnement au sein du tissu musculaire, *épithélioma cylindrique* (rare); soit dans les conduits qui s'agrandissent et s'emplissent d'épithélium pavimenteux stratifié (très fréquent); soit dans la forme qui répond à notre *épithélioma perlé.*

2° Cancer de la portion vaginale. — Il débute dans le tissu conjonctif ou dans les glandes.

La néoplasie est toujours précédée de la disparition de l'épithélium pavimenteux, et débute sur l'érosion qui succède à cette disparition, par une néoformation d'épithélium cylindrique. L'envahissement successif de tous les éléments du col est très rapide, sinon simultané. Glandes et substratum sont pris presque en même temps.

La propagation est différente de celle du cancer du canal cervical ; elle respecte plutôt les parties profondes du col et du corps, pour s'étendre en surface sur tout le museau de tanche et gagner rapidement les parois du vagin et le tissu conjonctif qui les double.

Donc pour le premier (*cancer du canal cervical*), l'infiltration se fait vers le corps de préférence ; pour le second (*cancer de la portion vaginale*), elle se fait vers le vagin. L'anneau représenté par l'orifice extérieur du col représenterait une sorte de barrière qui déciderait du sens dans lequel doit se faire l'extension du cancer (Ruge et Veit).

Heitzmann accepte ces vues, mais ajoute une variété d'épithélioma superficiel, sorte de cancroïde à marche lente, ayant peu de tendance à gagner en profondeur, justiciable par conséquent de l'*hystérotomie* vaginale ou sus-vaginale, au même titre que les cancers de la portion vaginale peu étendus.

Au contraire, le cancer intracervical réclamerait une opération plus complète.

Des considérations précédentes il résulte que, dans la généralité des cas, la précocité de l'opération est non seulement une garantie du succès opératoire, mais encore que cette précocité s'impose pour éviter l'extension rapide et la généralisation consécutive qui plus tard rendraient impossible ou inutile toute intervention chirurgicale.

Traitement palliatif.

Nous ne saurions cependant conclure à l'opération radicale, dans tous les cas. Il importe, en effet, de savoir que des procédés nouveaux se sont introduits, qui permettent de faire bénéficier les malades d'un bien-être qui, prolongé,

équivaut presque à la guérison, puisqu'il égale en durée
la survie après l'ablation de l'organe.

Ces procédés *palliatifs*, pour les cas de cancer utérin ino-
pérable, ont été étudiés surtout en France par M. Siredey et
son élève Gaches-Sarraute (*Traitement par le tamponnement et les topiques pénétrants*) et par MM. Terrillon et
Adriet (*Curage et raclage*). MM. Fraipont, Walton, en Bel-
gique, adoptent la même pratique. — M. Vulliet a démontré
que sa méthode de dilatation totale permettait d'atteindre
le mal assez profondément et peut-être assez radicalement
pour donner l'illusion durable de la cure définitive du cancer. Il dilate avec les tampons iodoformés et gratte au fur
et à mesure que des portions de néoplasme sont mises à
découvert. (Consulter les *Nouvelles Archives d'obstétrique
et de gynécologie*, Betrix, janvier 1886; — G.-Sarraute,
mars 1886; — Sabail, Wisard, août 1886.)

Traitement curatif.

C'est dans cet objet que l'on doit l'employer du moins.
— Il consiste dans l'*ablation* partielle (hystérotomie) ou
totale (hystérectomie) de l'organe malade.

Nous laisserons de côté maintenant la question de thérapeutique du cancer pour revenir directement aux procédés chirurgicaux proprement dits, sans préoccupation
absolue des affections qui les motivent.

OPÉRATIONS QUI SE PRATIQUENT SUR LE COL DE L'UTÉRUS

ABLATION PARTIELLE OU HYSTÉROTOMIE.

Hystérotomie vaginale (Procédé de Kœberlé).

La malade est couchée sur le côté droit, en travers du lit
sur le bord duquel le bassin est suffisamment relevé. La
cuisse gauche est maintenue en flexion exagérée à l'aide

d'une alèze triangulaire appliquée près du genou et nouée derrière l'épaule droite.

On ramène le périnée en arrière à l'aide d'un écarteur plat et court.

Avec plusieurs pinces de Museux implantées dans la partie saine du col, on saisit cet organe et on l'amène le plus possible en dehors de la vulve.

Une sonde en acier introduite jusque dans la cavité uté-

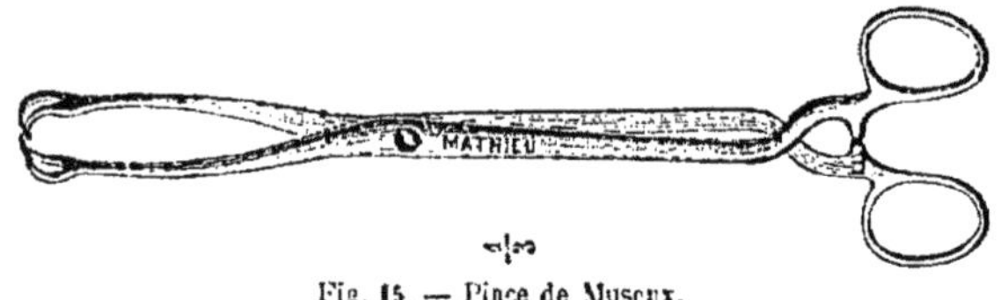

Fig. 15. — Pince de Museux.

rine indiquera la position exacte des parties sur lesquelles on opère et servira de guide.

On pratique, avec le bistouri, une incision qui circonscrit le pourtour du col, que l'on sépare alors complètement du vagin.

A mesure que l'on incise, les tissus se rétractent, et l'on applique le *thermocautère* sur la partie sectionnée, de façon à cautériser et même à obtenir une coction légère, qui arrête l'écoulement du sang et produit une mince eschare sèche superficielle.

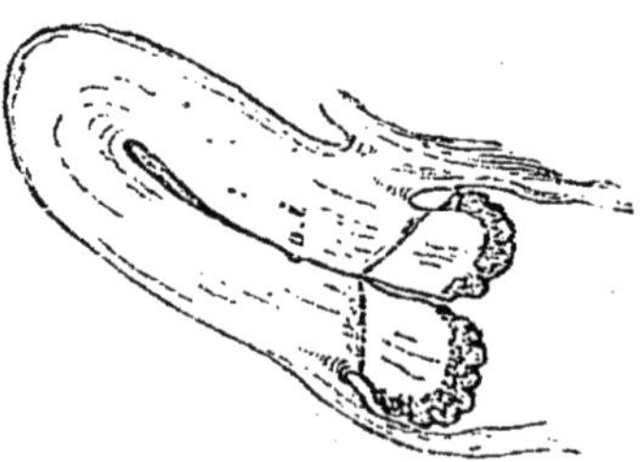

Fig. 16. — Trajet des incisions dans l'amputation sous-vaginale du col.

Le thermocautère sera appliqué rapidement, mais cependant en faisant une pression légère sur les tissus. Une petite lame de bois creusée et arrondie au bout sera appliquée sur les parties voisines du vagin, de façon à empêcher que la chaleur rayonnante du thermocautère ne vienne les brûler.

De plus, on fera pénétrer sur le champ de l'opération un jet d'eau fraîche antiseptique, pour le nettoyer et le rafraîchir.

Les incisions alterneront avec les cautérisations et les lotions fraîches; on les continuera ainsi en coupant toujours perpendiculairement contre la matrice sans l'entamer, jusqu'à ce que le segment inférieur soit libéré circulairement à une hauteur suffisante. De cette façon on ne lèsera ni la vessie en avant ni le péritoine dans le cul-de-sac postérieur.

Lorsqu'on arrive au delà des tissus qui paraissent sains, on sectionne sur la matrice elle-même perpendiculairement à la direction de la sonde ou par une incision excavée en cône.

On ne détachera pas complètement le segment de la matrice de façon qu'en tirant sur le col on puisse attirer en dehors la surface cruentée et en assurer l'hémostase bien complètement.

La section sera terminée directement avec le couteau du thermocautère. Si l'on rencontre des vaisseaux, artère ou veines utérines, dont le jet de sang est assez considérable pour gêner la cautérisation, on les saisit avec des pinces hémostatiques, ou bien, après les avoir divisés, on les cautérise jusqu'à racornissement complet.

Le pansement consistera en l'application d'un tampon de coton imbibé d'un liniment oléo-calcaire, composé de parties égales d'*huile d'olive* et d'*eau de chaux vive;* on saupoudrera ce premier tampon avec un peu d'iodoforme et l'on pourra maintenir le tout à l'aide d'un second tampon de gaze iodoformée. D'ordinaire la cicatrisation est parfaite au bout d'un mois.

ABRASION PARTIELLE DU CANAL CERVICAL OU EXCISION DE LA MUQUEUSE

Procédés de Schrœder et Martin.

Le cancroïde du col n'envahissant que tardivement le parenchyme utérin au delà de l'orifice interne, l'hystérotomie telle que nous venons de la décrire d'après la méthode de Kœberlé a de fréquentes indications.

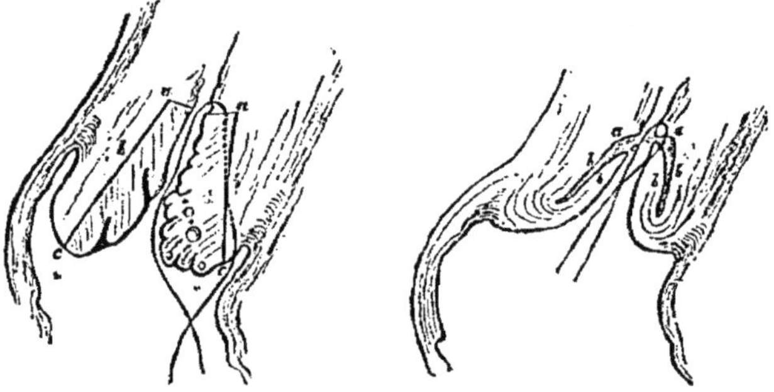

Fig. 17. — Trajet du bistouri et des fils dans l'excision de la muqueuse du col.

Fig. 18. — Réunion des lambeaux après l'excision des lambeaux.

A cause de cela même, il est utile d'indiquer le procédé suivant de M. Schrœder.

On saisit avec des pinces de Museux les deux lèvres du col, on attire la matrice en bas et l'on pratique, de chaque côté, dans le col une incision qui se prolonge jusqu'à l'insertion des culs-de-sac vaginaux.

L'écartement des deux lèvres ainsi facilité permet de pratiquer le plus près possible de l'orifice interne une incision transversale (*a*, fig. 17) pénétrant jusque dans le parenchyme du col.

Ensuite on plonge le bistouri dans le sommet de cette même lèvre du col, en le dirigeant vers la première incision, de façon qu'en pratiquant ensuite deux incisions latérales, toute la muqueuse malade sera enlevée ainsi qu'un peu du tissu sain sous-jacent.

On passe alors dans le bord supérieur de la plaie (*a*, fig. 18) un fil qui vient traverser ensuite le lambeau inférieur, de façon que quand on serre en les nouant les deux chefs de ce fil, les deux lambeaux se rapprochent; on en fait autant pour l'autre lèvre, et il ne reste plus qu'à poser quelques points de suture sur les incisions latérales pour que tout soit terminé.

Si l'opération a été faite avec l'antisepsie rigoureuse, la réunion est rapide et le col reste recouvert par la muqueuse vaginale qui n'a pas de prédisposition morbide.

Cette opération, qui est sans danger, est applicable aux

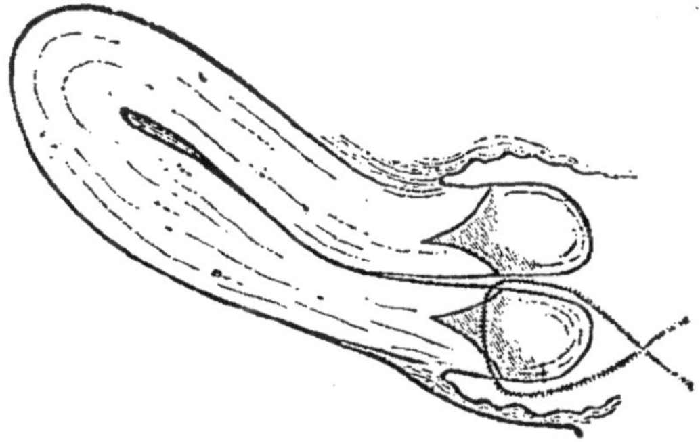

Fig. 19. — Excision conique des deux lèvres.

catarrhes invétérés du col, quand la muqueuse cervicale est le siège de *végétations* exubérantes, d'*hypertrophie glandulaire* ou de néoformations adénoïdes qui entretiennent cet état catarrhal.

Ces productions résistent à tous les topiques, même à l'acide azotique fumant, et il ne faut pas oublier qu'elles sont un danger constant, à cause de la dégénérescence maligne plus ou moins éloignée dont elles deviennent presque fatalement le siège.

Traitement des catarrhes invétérés du col.

AMPUTATION BICONIQUE DU COL.

Lorsqu'il s'agit de raccourcir un col hypertrophié (*allongement, hypertrophie simple du col*) ou de remédier à la conicité congénitale exagérée du museau de tanche, etc., l'amputation *biconique*, très en vogue à Berlin, est d'une simplicité fort séduisante.

Elle cons.... libérer latéralement les deux lèvres du col par deux coups de ciseaux portant profondément sur les deux commissures, c'est-à-dire à droite et à gauche. Chaque lèvre sera ensuite enlevée par deux incisions obliques qui iront se rejoindre de façon à dessiner une gouttière angulaire (fig. 19), correspondant à l'extrémité conique de la lèvre excisée. On ne saurait mieux comparer cette opération qu'à l'amputation classique d'un membre, à deux lambeaux, l'un antérieur, l'autre postérieur. — La suture est d'autant plus sûre et d'autant plus aisée que les lambeaux sont plus saillants.

HYSTÉROTOMIE SUS-VAGINALE

L'HYSTÉROTOMIE SUS-VAGINALE est indiquée aussitôt que le néoplasme cancéreux a dépassé la partie de la muqueuse vaginale immédiatement afférente au col et qu'il est arrivé par conséquent dans les culs-de-sac.

Avant de commencer l'opération, il faut rendre la cavité de la matrice et le vagin complètement aseptiques, par des lavages antiseptiques, portés jusqu'au fond de la matrice, au moyen d'une canule fine.

On complète ce nettoyage à l'aide de petits tampons d'ouate aseptique portés dans le fond de la matrice.

On abaisse le col avec les pinces de Museux, puis on passe au travers et au-dessus de chaque cul-de-sac latéral, une anse de fil solide qui servira d'abord à abaisser davantage l'organe et plus tard à lier l'artère utérine.

On pratique alors une incision demi-circulaire au-devant du bord de la lèvre antérieure, à 1 centimètre au moins en dehors des tissus malades. Le doigt introduit à travers cette incision sépare la vessie de la paroi antérieure du col. On termine cette séparation à l'aide de la pointe mousse des ciseaux, ou par de petites sections pratiquées avec prudence.

En tirant en haut les pinces de Museux, on relève ensuite le cul-de-sac postérieur, et l'on incise transversalement la paroi postérieure du vagin.

On sépare, avec plus de peine, la paroi postérieure du col du péritoine qui l'entoure; — éviter d'inciser ou de déchirer ce dernier.

Le doigt dégage alors l'utérus de ses connexions conjonctives en déchirant et en refoulant les tissus. On pose des ligatures sur les vaisseaux et on les sectionne en dedans des ligatures.

Quand on a ainsi dégagé le col de son étui vaginal, on incise la paroi antérieure du col jusqu'au canal cervical.

On passe des fils à travers le cul-de-sac antérieur, le

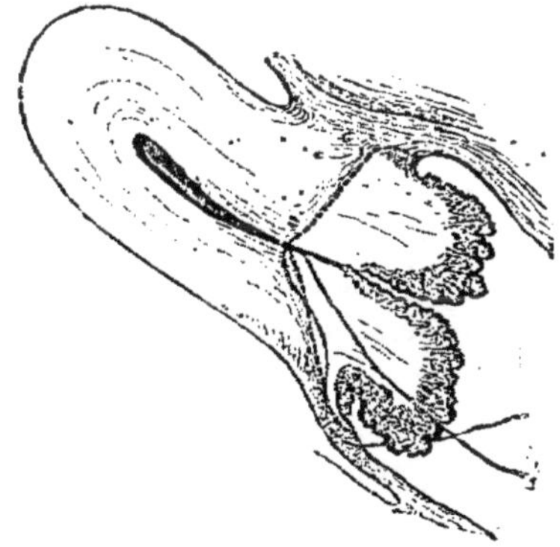

Fig. 20. — Incision et suture dans l'amputation sus-vaginale du col.

long de la paroi postérieure de la vessie, et on leur fait traverser la paroi utérine jusqu'au canal cervical.

En nouant ces fils, la surface de section de la paroi vaginale antérieure s'applique sur la face de section de la muqueuse cervicale et l'on ferme en même temps la lésion faite au tissu conjonctif.

Ces fils de suture, que l'on ne coupe pas de suite, servent à tenir l'utérus abaissé pendant que l'on pratique de la même façon la section de la paroi postérieure. Après l'ablation des parties malades, on place les sutures postérieures qui unissent la paroi vaginale au bord de la paroi postérieure de l'utérus.

On place quelques ligatures latérales, et enfin on

consolide le tout en fermant par des ligatures profondes les espaces compris entre les bords cruentés.

TRACHÉLORRHAPHIE OU OPÉRATION DITE D'EMMET.

Elle est indiquée lorsqu'il y a une déchirure latérale du col allant jusqu'à l'insertion vaginale. Elle rend d'autant plus de services que la lésion est plus complète, c'est-à-dire, dans les cas d'*ectropion marqué* du col et de lacération bilatérale profonde avec nodule cicatriciel douloureux.

Elle consiste dans l'ablation d'une bandelette de tissu à chacune des lèvres.

L'avivement porte sur les parties latérales de chaque lèvre dans une étendue suffisante pour que la coaptation des bords des lèvres soit aisée. On peut le pratiquer au bistouri, ou au moyen de ciseaux. L'avivement ainsi obtenu donnera un V dont le sommet répondra à l'insertion vaginale. — Une fois terminé, on passe des fils qui vont de la muqueuse externe à la partie cruentée et de la partie cruentée à la muqueuse cervicale, en allant de dehors en dedans de façon à rapprocher les bords correspondants des deux lèvres.

Quand tous les fils sont placés et serrés, on les noue et le col reprend sa forme.

Il importe, pour réussir cette opération :

1° De ne négliger aucune précaution antiseptique ;

2° De pratiquer un avivement assez large en surface ;

3° D'exciser surtout en dedans, vers le conduit cervical ;

4° Enfin d'enlever tout le tissu cicatriciel qui est logé à l'angle de la déchirure, sans en laisser le moindre vestige.

On a proposé quelques opérations destinées à modifier celle-ci, mais aucune ne comporte guère plus de simplicité d'exécution ni de garantie de réussite.

ABLATION TOTALE DE L'UTÉRUS

HYSTÉRECTOMIE

L'ablation complète de l'utérus entre chaque jour davantage dans les mœurs chirurgicales; les perfectionnements apportés dans l'examen des malades, la certitude plus précoce du diagnostic des néoplasmes du corps de l'utérus, et surtout la fréquente malignité de ces néoplasmes sont des raisons puissantes qui engagent les chirurgiens à enlever de bonne heure l'organe atteint.

Ce qui domine en effet dans les tendances que j'ai observées chez les chirurgiens modernes, au sujet du traitement des affections malignes de l'utérus, c'est la préoccupation :

1° *D'intervenir de bonne heure.*

2° *D'enlever tout ce qui peut devenir le siège d'une récidive.*

Ces deux conditions sont en effet indispensables au succès de l'opération ; si les statistiques de l'hystérectomie présentent de grandes variations selon les chirurgiens qui les fournissent, c'est que ceux-ci n'observent pas de la même façon ces indications.

Presque tous les chirurgiens sont d'accord aujourd'hui pour indiquer l'ablation totale de l'utérus comme opération de choix; à cause de cela, les procédés opératoires de l'hystérectomie ont été très perfectionnés pendant ces derniers mois.

Les chirurgiens français en particulier en ont fait une opération simple, rapide et relativement facile.

Je donnerai dans un ordre chronologique la description des différents procédés que j'ai vu pratiquer.

L'ablation complète de l'utérus peut se faire par l'*abdomen* et par le *vagin*.

L'*hystérectomie abdominale* a été un peu négligée dans ces derniers temps.

Hystérectomie abdominale.

6

Les chirurgiens allemands ont été les premiers à reprendre, en la modifiant, l'opération de Récamier : l'*hystérectomie vaginale*. Elle est aujourd'hui le procédé que l'on mploie couramment pour enlever l'utérus malade, et on réserve la *laparotomie* pour l'ablation des grosses tumeurs.

HYSTÉRECTOMIE VAGINALE

1° *Procédé de* **Léopold**, de Dresde [1].

La malade est endormie, le chirurgien assis en face de la région périnéale.

Le vagin, le rectum et la cavité utérine sont soigneusement lavés avec une solution antiseptique; un tampon iodoformé, armé d'un fil, est placé dans le rectum.

Les poils sont rasés; la vulve, le pubis et la face interne des cuisses sont savonnés d'abord et ensuite dégraissés avec un tampon imbibé d'éther. On les frotte encore d'une solution de sublimé au millième.

Le spéculum de Fritsch pour l'irrigation continue est placé dans l'angle supérieur de la vulve.

Le col de l'utérus, saisi par un crochet à sa lèvre supérieure, est amené en bas et en dehors de la vulve, puis, avec un tampon antiseptique, on nettoie énergiquement le canal et le museau de tanche préalablement lavés.

Le chirurgien place ensuite un spéculum plat et court sur la fourchette, et deux écarteurs métalliques assez larges de chaque côté de la vulve.

L'utérus étant fortement maintenu par une pince de Museux, une incision circulaire est tracée au bistouri à environ un centimètre de l'ouverture du col; la muqueuse est légèrement disséquée au-dessus de cette incision, et le doigt en continue ensuite le décollement.

---

1. Ce procédé, quoique venu après certains autres, me paraît devoir être décrit le premier, parce qu'il est le plus complet et le plus méthodique de, ceux du même ordre.

Ce temps est long et doit être aidé de quelques débridements au bistouri.

De temps à autre, une sonde, portée dans la vessie, indique si cet organe n'est pas menacé d'être intéressé par la dissection de la cloison vésico-vaginale.

Après avoir décollé la cloison vésico-vaginale, on emploie le même procédé de décollement pour la cloison recto-vaginale.

Le décollement antérieur et le postérieur sont terminés à l'aide de petites incisions libératrices.

Le décollement achevé, l'utérus, en partie libéré, est abaissé de façon à laisser poser les premiers points de suture sur la partie antérieure de l'incision circulaire; les fils sont relevés sans être liés ni serrés de suite.

Puis, l'utérus est relevé de façon à permettre de poser en arrière les points de suture qui compléteront la suture circulaire et qui seront serrés plus tard, de façon à figurer complètement la ligature en bourse.

En attendant, ces fils, réunis en paquet, sont pris dans une pince et laissés pendants devant l'anus.

L'utérus étant ainsi dégagé en avant et en arrière, on procède alors à sa libération latérale en le séparant des ligaments larges et des organes qu'ils contiennent.

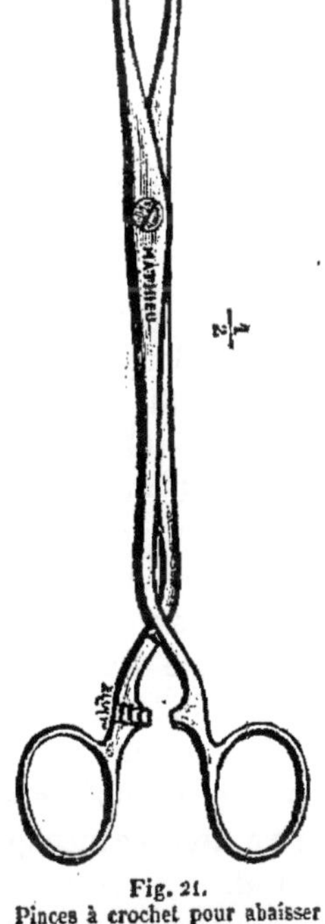

Fig. 21.
Pinces à crochet pour abaisser
l'utérus.

On incline à gauche la portion libre de l'utérus et, avec l'aiguille courbe à manche de Cooper, on porte un premier gros fil sur le ligament large à un centimètre environ du corps de l'utérus.

Ce fil est fortement serré et coupé d'un coup de ciseaux ;

on libère la partie du ligament large, comprise entre ce premier point et le corps de l'utérus; cette section doit toujours être faite le plus près possible de l'utérus, de façon à laisser, en dehors de la ligature, le pédicule le plus long possible.

Suture étagée. — L'on porte alors un second fil sur le ligament large, immédiatement au-dessus du premier; ce second fil sera noué fortement et de façon à comprendre dans son anse le premier point déjà fait et à le consolider; section de la partie du ligament comprise entre cette seconde ligature et l'utérus.

L'on continue de sectionner ainsi le ligament large, à mesure que l'hémostase est assurée d'avance par la pose de sutures successives, ces sutures comprenant toujours dans leur anse toutes celles qui ont été faites au-dessous d'elles.

Quand on a libéré complètement, à droite, l'utérus du ligament large, l'on peut assurer l'hémostase en plaçant un dernier fil plus gros en haut et en dehors de tous les autres; ce fil sera noué fortement en prenant dans son anse la totalité des ligatures déjà faites.

Pendant tout ce temps, l'index gauche est glissé entre les parois de l'utérus sous le ligament large et sert de guide aux ciseaux pour les sections successives.

Le côté droit étant séparé complètement, l'on incline à droite l'utérus en le tirant en dehors le plus possible; cette manœuvre laisse saisir le bord gauche de l'utérus et permet de libérer son ligament large gauche. On y arrive avec beaucoup plus de facilité que pour le ligament droit.

On sépare l'*utérus* de son ligament large gauche par le même procédé indiqué plus haut pour le côté droit.

L'on peut, de même que pour le côté opposé, placer sur les ligatures une ou deux anses de gros fils qui comprennent toutes les autres, comme garantie contre l'hémorrhagie secondaire.

Quand l'utérus est ainsi séparé de chaque côté de ses ligaments larges, on achève de décoller, à l'aide du doigt, le fond de l'utérus des tissus qui l'entourent et l'on place, au fur et à mesure, les ligatures nécessaires.

L'organe, ainsi libéré de tous les côtés, est attiré au dehors facilement; la surface de la section des tissus est touchée avec le thermocautère Paquelin.

On peut rendre plus certaine encore l'hémostase des pédicules des ligaments larges, en les cautérisant profondément au fer rouge.

L'opération est dès lors terminée, il ne reste plus qu'à faire le nettoyage des culs-de-sac avec des tampons et des éponges fines.

On assure, une dernière fois, l'hémostase en posant quelques ligatures sur les petits vaisseaux qui saignent à la surface cruentée et enfin l'on serre les fils qui ont été posés en bourse au début de l'opération, de façon que l'ouverture vaginale qui reste soit aussi petite que possible.

Avant de procéder au pansement, il est bon de mettre le bassin en position très déclive en avant, pour que les liquides qui seraient restés dans le cul-de-sac s'écoulent complètement.

On saupoudre les pédicules d'iodoforme, et des bandes de gaze sont introduites dans le vagin de manière à former un tampon peu serré.

L'on couvre ensuite le ventre d'une couche de ouate aseptique maintenue par des bandes de flanelle et la malade est portée dans son lit.

Ce procédé, qui malheureusement a le tort de durer environ une heure et plus, a plusieurs avantages :

Il permet de terminer toute l'opération, l'utérus étant maintenu dans sa position normale; il supprime donc le mouvement de bascule qui compliquait les premiers procédés de cette opération.

La perte de sang est presque nulle, grâce à la suture qui précède chaque incision, ce qui est d'une grande valeur, les malades qui se soumettent à cette opération étant généralement fortement anémiées par les métrorrhagies antérieures.

Les hémorrhagies secondaires sont aussi complètement

prévenues par les ligatures de sûreté qui comprennent dans leur anse tout l'étage des sutures précédentes.

Quelques chirurgiens ont craint qu'il n'y ait quelque inconvénient à abandonner dans le péritoine de véritables paquets de gros fils. L'expérience a prouvé que cette crainte est chimérique. Il n'en résulte aucun inconvénient quand ces fils sont rigoureusement aseptiques.

Le reproche le mieux fondé que l'on peut faire à ce procédé, c'est la difficulté de placer les ligatures, difficulté qui prolonge beaucoup une opération assez simple du reste.

2º Procédés de Schrœder et Martin.

Le vagin et le rectum sont soigneusement lavés avec une solution phéniquée au quarantième,

Un spéculum plat et court est placé sur la fourchette pour aider à découvrir le col et retiré aussitôt que celui-ci est accroché. Le col saisi par deux pinces de Museux, une sur chacune des lèvres, est attiré en bas en dehors de la vulve.

Une incision circulaire est pratiquée à deux centimètres environ de l'orifice du col et intéresse les culs-de-sac vaginaux.

Le chirurgien place alors un premier fil sur le bord libre supérieur de la muqueuse incisée; ce fil est attiré en haut et sert à maintenir le champ opératoire écarté et hors de la vulve.

Le doigt est introduit à travers l'incision et décolle complètement la vessie de l'utérus, puis avec les ciseaux l'on incise largement le péritoine du cul-de-sac de Douglas.

Le doigt introduit en arrière de l'utérus le décolle également à sa partie postérieure, et c'est sur ce doigt comme guide que l'on incise le péritoine qui recouvre le cul-de-sac de Douglas.

Pour faciliter cette double libération, le col doit être attiré d'abord en bas, ensuite en haut.

Avant d'ouvrir les culs-de-sac on fait une large irrigation avec la solution phéniquée à 5 pour 100.

Quand la matrice est ainsi libérée en avant et en arrière, le chirurgien amène l'utérus en dehors en tirant fortement sur lui par plusieurs pinces de Museux placées sur le col.

A l'aide de ces pinces, il incline le col du côté droit et place un écarteur métallique sur le côté gauche de la vulve.

Dans l'intervalle et par le cul-de-sac postérieur, il in-

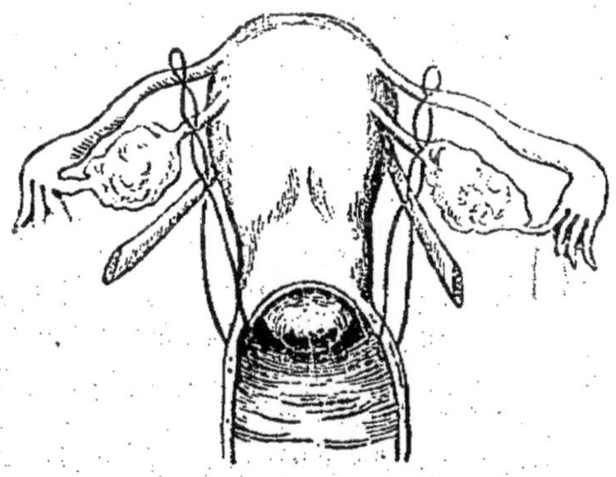

Fig. 22. — Schéma des ligatures à pratiquer dans l'extirpation totale de l'utérus.

troduit dans la cavité péritonéale l'indicateur gauche qui sert de conducteur pour placer une première ligature sur le ligament large à l'aide du porte-fil de Martin.

Avec le bistouri, on sectionne entre la ligature et l'utérus, en rasant cet organe. Deux ou trois autres nœuds sont placés au-dessus du premier sur le ligament large du même côté, qui est momentanément abandonné. Puis, inclinant, à l'aide des pinces, le col de l'utérus vers le côté opposé (à gauche), le chirurgien procède au même travail de libération du ligament large à droite.

Quand le côté droit de l'utérus a été en partie détaché de son ligament large, le chirurgien revient sur le ligament large du côté gauche et continue, par des ligatures et des sections consécutives, la libération de ce ligament.

Par le même procédé, il lie le ligament large du côté droit et le sépare de l'utérus par des incisions pratiquées le plus près possible de cet organe.

Pendant ces premiers temps, un aide fait, d'une façon intermittente, l'irrigation des points sur lesquels on opère avec une solution phéniquée faible, à l'aide d'une sonde coudée qui permet d'irriguer profondément.

L'utérus a été incliné en haut et en bas, à droite et à gauche, pour faciliter sa libération, mais jusqu'ici il reste dans sa position normale.

Toutes les ligatures sont faites avec la soie phéniquée tressée ronde et de moyenne grosseur.

Reste à terminer la section des deux ligaments et des trompes.

Avant d'ouvrir les culs-de-sac, le chirurgien fait une irrigation très soigneuse de tout le champ opératoire avec une solution phéniquée à 5 pour 100.

Une fois l'utérus libéré du côté de la vessie et du côté du rectum, le chirurgien passe deux doigts dans le cul-de-sac de Douglas et les appuie sur le fond de l'utérus qui est fortement attiré vers la vulve et basculé en arrière.

Le chirurgien passe alors une série de fils sur les restes des tissus adhérents de chaque côté au sommet de l'utérus, et sectionne à mesure, avec le bistouri ou les ciseaux, en coupant le plus près possible de l'utérus.

Quand l'hémostase préventive paraît suffisante, l'utérus est détaché complètement par une dernière incision.

L'hémostase définitive est alors assurée par une série de nouvelles ligatures placées sur les pédicules des ligaments larges et sur les bords de la muqueuse.

Un dernier lavage est pratiqué sur les pédicules des ligaments et sur le péritoine, avec une solution phéniquée à 5 pour 100.

Quelques sutures sont placées pour resserrer en bourse l'orifice péritonéo-vaginal, et le tout est saupoudré d'iodoforme.

Un tamponnement léger du vagin avec des bandes de gaze iodoformée complète le pansement.

Ce procédé permet de faire toute cette opération sans que la perte de sang soit abondante.

La quantité de fil abandonné dans le péritoine est moindre qu'avec la suture de Léopold. Mais ce procédé est long et demande au moins une heure pour le chirurgien qui en a le plus l'habitude, comme M. Schrœder lui-même.

Le procédé de Schrœder diffère de celui de Martin en ce que le dégagement de l'utérus se fait simultanément des deux côtés à la fois, tandis que Martin libère complètement un ligament avant de toucher à l'autre.

La méthode de Schrœder permet de faire l'opération sans changer la position normale de l'utérus, mais c'est une méthode lente et difficile.

Son système de suture des ligaments larges est plus simple que celui de Léopold, mais il offre peut-être moins de garantie contre l'hémorrhagie secondaire.

Ces deux procédés sont très longs, d'une exécution assez difficile et je leur préfère de beaucoup la méthode des chirurgiens français que je décris plus loin.

3° *Procédé de* **Duvélius.**

Duvélius propose de modifier l'opération de la façon suivante : il ouvre comme d'habitude l'espace de Douglas, lie les ligaments larges, dégage la vessie, fait basculer l'utérus et passe la main derrière pour aller accrocher les replis vésico-utérins.

Il applique alors le col sur le corps de l'utérus et coupe le tissu sous-péritonéal attiré en avant ainsi que le péritoine.

Il place de chaque côté trois ligatures qui embrassent la moitié supérieure du ligament large et la fixent à la paroi latérale du cul-de-sac vaginal. — Pour y arriver, il enfonce une aiguille à travers le cul-de-sac latéral du vagin, la conduit sur le ligament large, la fait revenir à travers le cul-de-sac vaginal et serre les fils. On place ainsi trois ligatures de chaque côté de l'utérus.

Une fois l'utérus séparé des deux côtés ligaturés, on voit les deux pédicules des ligaments légèrement écartés dans la cavité abdominale et faisant saillie dans le vagin.

On évite ainsi les hémorrhagies et la formation d'une ouverture péritonéale. De plus, les surfaces des plaies sont toujours visibles dans le vagin et les sécrétions s'écoulent librement à l'extérieur et non dans la cavité abdominale.

4° Procédé du morcellement de Péan.

Péan a, lui aussi, apporté à l'opération de l'hystérectomie une série de modifications qui permettent d'employer la voie vaginale pour l'extirpation totale de tumeurs ou d'utérus volumineux. — Pour cela il morcelle les tumeurs ou l'organe lui-même avant de les extraire.

Pour les tumeurs il procède de la façon suivante : après avoir détaché le col de l'utérus sur toute sa hauteur, il le fend latéralement, et pinçant les deux lèvres avec des pinces de Museux, il l'attire à la vulve. L'application de pinces hémostatiques sur l'ouverture des vaisseaux supprime toute perte de sang.

On dissèque ensuite soigneusement l'utérus pour pénétrer dans les culs-de-sac péritonéaux antérieur et postérieur.

Cela fait, l'extirpation devient très simple, sauf dans les cas où la tumeur accolée à l'utérus est d'un volume trop considérable et ne peut s'abaisser.

C'est alors que le chirurgien coupe, par morceaux, la tumeur, avec le bistouri ou les ciseaux jusqu'à ce qu'elle permette à l'utérus d'être entraîné hors du vagin.

Après cela il ne reste qu'à lier les ligaments larges et leurs vaisseaux, et quand l'utérus est détaché on l'extrait avec facilité.

Péan a pu par ce procédé enlever, par le vagin, des tumeurs utérines de 15 centimètres de hauteur sur 12 de largeur.

Dans certains cas de cancers de l'utérus, le morcellement de l'organe est difficile à cause de la friabilité des tissus malades. On morcelle alors à l'aide du cautère tranchant porté au rouge blanc et dont on doit être muni en double pour ne pas interrompre le morcellement.

Le tissu morbide est alors enlevé sans hémorrhagie et l'extirpation totale de l'utérus se fait comme il a été dit plus haut.

M. Péan est le chirurgien français qui a, le premier, mis à profit l'emploi des pinces à forcipressure pour l'hystérectomie. A titre d'inventeur des pinces il a incontestablement la priorité; à tout autre titre, il doit être considéré comme le précurseur de la méthode perfectionnée dont la description va suivre.

5° *Procédé de* **Richelot** *et* **Terrier**.

Un chirurgien français, M. **Richelot**, a modifié d'une façon heureuse le manuel opératoire de l'hystérectomie vaginale.

Au mois de juillet de cette année, M. Doléris a fait à la Société gynécologique de Paris une communication sur le résultat de cette modification.

C'est cette communication toute récente dont je donne ici la substance :

Dans le courant de l'année 1885, le docteur Richelot pratiqua pour la première fois l'hystérectomie vaginale; les ligatures placées sur les ligaments larges furent insuffisantes et la malade mourut d'hémorrhagie.

A la suite de cet échec, au mois de novembre de la même année, il proposa à la Société de chirurgie de substituer aux ligatures, toujours très difficiles et qui prolongent beaucoup l'opération et la manœuvre intra-péritonéale, l'emploi des pinces longues à pression continue.

Les pinces employées par M. le Dr Richelot sont longues

et fortes. Leurs mors, légèrement recourbés sur le clamp, ont une longueur d'environ dix centimètres. Ils s'adaptent bien exactement l'un sur l'autre dans toute leur longueur.

Les manches sont munis d'une crémaillère qui permet de faire la pression continue.

Ces pinces sont appliquées de la façon suivante :

Quand, après avoir fait les deux incisions demi-circulaires sur la muqueuse vaginale réfléchie sur le col, on a dégagé l'utérus en avant et en arrière, au lieu de procéder à la pose des points de suture, le chirurgien place l'index gauche sous le ligament large gauche et, entre ce doigt qui sert de conducteur et la face postérieure du ligament, il glisse la branche inférieure d'une pince longue et forte demi-ouverte, de façon que lorsque l'extrémité de cette branche est à la limite supérieure du ligament, celui-ci se trouve tout entier compris entre les deux branches de ces pinces.

On s'assure alors avec le doigt que le ligament large tout entier, y compris son bord supérieur, est bien saisi dans toute sa hauteur entre les deux mors de la pince. On serre fortement en fermant la crémaillère de façon que la pression sur le pédicule soit continue.

Quand l'hémostase de ce ligament est bien assurée, le chirurgien le détache de l'utérus par des incisions faites entre la pince et l'utérus, à l'aide des ciseaux ou du bistouri.

Ces incisions seront faites assez près de l'utérus pour laisser le pédicule du ligament le plus volumineux possible en avant de la pince; de cette façon on est plus sûr qu'il n'échappera pas.

Il faut cependant veiller à ce que, en rasant de trop près l'utérus, on ne laisse pas, dans le pédicule du ligament, des noyaux du tissu utérin malade, qui pourraient être plus tard une cause de récidive de la maladie dans le petit bassin.

Quand l'utérus est détaché à gauche, on le tire facilement en dehors et sur la droite de l'opérateur; par cette manœuvre le ligament large du côté droit est entraîné aussi et on place sur lui la seconde pince avec la plus grande facilité.

Quand on s'est assuré que le ligament est bien serré en entier entre les mors de la pince, on le sectionne à son tour entre la pince et l'utérus, qui se trouve alors complètement détaché.

L'opération est pour ainsi dire terminée, il ne reste plus qu'à nettoyer le cul-de-sac de Douglas avec des éponges ouatées.

On s'assure que l'hémostase est bien faite ; on place quelques ligatures ou mieux quelques pinces à forcipressure et l'on fait le pansement.

Les pinces des ligaments larges et les autres pinces hémostatiques sont abandonnées dans le vagin.

On place des tampons de ouate recouverts de glycérine iodoformée dans le fond du vagin et entre les pinces ; on recouvre la vulve et les manches des pinces avec un peu de ouate antiseptique et l'on maintient le tout à l'aide d'un bandage; on l'abandonne entre les cuisses.

Au bout de 24 ou 36 heures au plus tard, on retire les pinces et tout danger d'hémorrhagie secondaire est écarté.

Le vagin, qui n'est qu'une cavité virtuelle, s'applique sur lui-même aussitôt qu'on a enlevé les pinces qui écartaient ses parois ; les bords des incisions sont mis en contact et la cicatrisation s'opère assez vite.

Ce procédé est beaucoup plus simple et plus rapide que tous ceux décrits plus haut.

A l'aide de cette pratique j'ai vu M. Terrier faire une hystérectomie totale en vingt minutes et ne perdre que quelques cuillerées de sang.

Comme manuel opératoire ce procédé est donc très recommandable.

Jusqu'à ce jour, la statistique des hystérectomies totales faites en France par ce procédé (Terrier, Richelot, Bouilly, Bonnet, etc.) indique à peu près les résultats suivants : 17 opérations, 2 morts.

Il est bon de faire remarquer que dans cette statistique générale les cas de mort se sont produits au début, avant l'application du procédé, quand on faisait la ligature réglée avec des fils.

Richelot a pratiqué avec succès six hystérectomies vaginales par ce procédé, pour des cas de cancer utérin et aussi pour une rétroflexion utérine grave et rebelle.

MM. Terrier, Bouilly, Trélat ont aussi employé ce procédé, qui constitue un véritable perfectionnement auquel est intéressé l'avenir de l'hystérectomie vaginale.

On éprouve quelquefois de la difficulté à faire glisser le ligament large entre les deux branches de la pince. Pour obvier à cet inconvénient, **Doléris** a fait construire des pinces à pression continue, pinces-clamp, dont les branches sont démontantes[1].

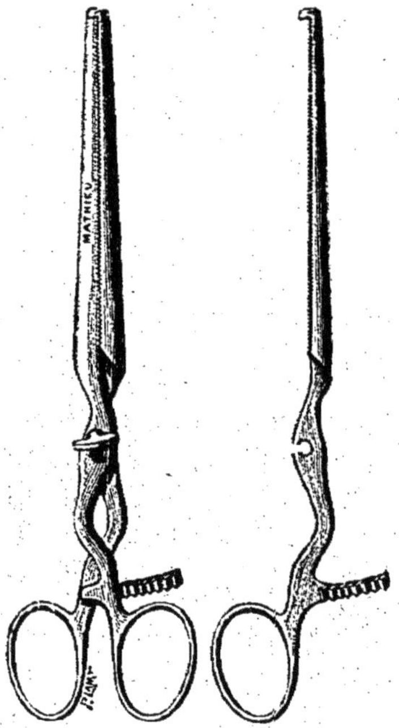

On introduit chaque branche séparément au-dessus et au-dessous du ligament, on les articule ensuite l'une à l'autre comme l'on fait des branches d'un forceps et on les maintient serrées par une fermeture à crémaillère.

L'une des branches est munie à son extrémité d'un crochet qui permet d'accrocher le rebord supérieur du ligament large et de l'amener aisément à portée de l'opérateur, ce qui simplifie la manœuvre.

Pince-clamp de Doléris.

Fig. 23. — Pince-clamp de Doléris.

L'opération de la désarticulation et de l'extraction, lorsque la chose est jugée nécessaire, est également simplifiée par la disposition de l'instrument.

1. L'instrument fabriqué par Mathieu a été présenté à la Société obstétricale et gynécologique de Paris à la séance de juillet de cette année.

MYOMOTOMIE

Comme je viens de l'indiquer dans le chapitre précédent, la voie vaginale est choisie de préférence pour l'extraction des néoplasmes utérins de petit volume.

La méthode de morcellement indiquée par Péan n'est pas encore entrée dans la pratique ordinaire de la chirurgie; aussi, toutes les fois que le néoplasme est assez volumineux pour empêcher de passer la main entre les parois vaginales et la tumeur, on donne la préférence à la voie abdominale et l'on pratique la laparotomie.

1° PROCÉDÉ DE PÉAN

Péan a été un des premiers à indiquer une méthode rationnelle de myomotomie abdominale. On lui doit en particulier le traitement extra-péritonéal du pédicule.

Ce chirurgien enfonce, au niveau de l'orifice interne ou au travers du col, deux fortes aiguilles disposées en croix; il perce le milieu du col d'un fil métallique double; il passe de chaque côté les deux chefs de l'un des fils dans un serrenœud de *Cintrat*, et, à l'endroit où le col et les ligaments larges sont les plus minces, il exerce une forte constriction.

Il excise la tumeur au-dessus des aiguilles et fixe le pédicule dans l'angle inférieur de la plaie.

L'application rigoureuse de la méthode antiseptique et un soin très grand dans l'hémostase ont permis de modifier ce procédé d'une façon avantageuse en abandonnant le pédicule suturé, cautérisé et aseptique dans le ventre et en obtenant ainsi la cicatrisation par première intention. — Je décrirai ces divers procédés tels que je les ai vu pratiquer en France, en Autriche et en Allemagne.

2° PROCÉDÉ DE SCHRŒDER

Ce procédé diffère selon les variétés de tumeurs auxquelles l'on a affaire.

Ces variétés peuvent être rangées en quatre classes :

1° Myôme sous-séreux pédiculé;

2° Myôme interstitiel sous-séreux;

3° Myôme interstitiel sous-muqueux;

4° Myôme péritonéal, pelvien.

Dans les deux premiers cas, l'opération est facile et permet de respecter l'utérus et ses annexes.

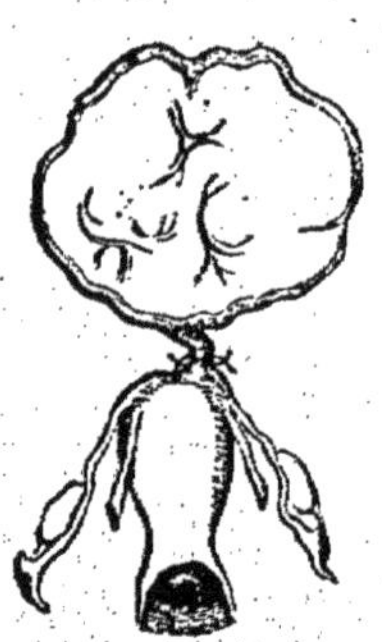

Fig. 24. — Schéma de la myomotomie dans le cas de myôme sous-séreux pédiculé.

— On serre sur le pédicule ou autour de l'utérus et de ses annexes un tube en caoutchouc; on excise la tumeur au-dessus de cette ligature et, s'il est nécessaire d'ouvrir la cavité utérine, il suffira ensuite de cautériser les surfaces incisées avec une solution phéniquée à 10 pour 100 et de les réunir par des sutures étagées.

Dans ce but, on évidera autant que possible les surfaces de section en entonnoir. On réunit par des points de suture superficiels les bords du péritoine appliqués sur le moignon utérin; on place quelques ligatures, si c'est nécessaire, pour assurer l'hémostase et l'on abandonne le tout dans le fond du bassin.

— Quand le myôme est *interstitiel sous-séreux* et qu'il est développé dans le tissu utérin au-dessous des points d'implantation des ligaments, on relève la tumeur de façon à rendre bien accessibles les annexes de l'utérus et les ligaments; on étale le péritoine et le ligament large d'un côté, et au travers de ce dernier l'on prend entre deux ligatures les vaisseaux et les annexes, puis on divise le tout entre ces deux ligatures.

On libère l'utérus de la même façon de l'autre côté, puis

on le fait soulever par un aide, et l'on pose sur le col un tube en caoutchouc bien serré.

On incise le péritoine à 5 centimètres au-dessus du tube et l'on commence l'incision sur la paroi postérieure de l'utérus que l'on saisit aussitôt et fortement avec une pince de Museux.

On incise ensuite des deux côtés en ayant soin de bien ligaturer les artères utérines à mesure qu'on les coupe; enfin l'on entame la paroi antérieure, que l'on saisit aussi très fortement avec des pinces de Museux. Il est à noter que par les ligatures portées sur les ligaments larges, au début de l'opération, et par la striction exercée au moyen du tube de caoutchouc, l'hémostase pendant l'opération est presque complètement assurée.

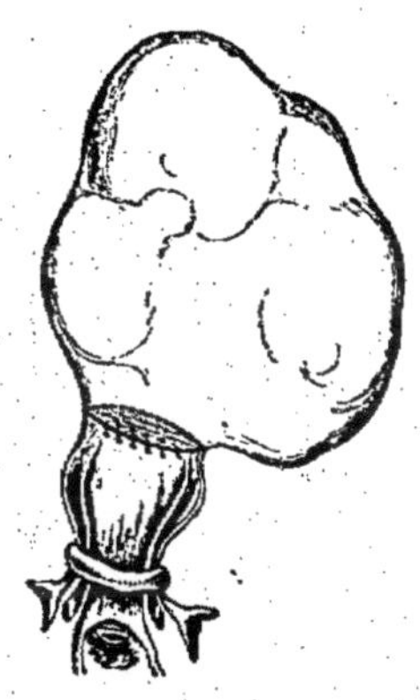

Fig. 25. — Schéma de la myomotomie quand le myôme est implanté directement sur le fond de l'utérus.

Au moment où l'incision arrive sur la cavité utérine, on cautérise soigneusement la muqueuse incisée à l'aide d'une solution phéniquée à 10 pour 100; de plus, avant de commencer l'opération, l'on aura lavé soigneusement la cavité utérine et vaginale avec cette même solution.

En cas que l'opération soit faite pour un myôme qui aurait déjà donné lieu à des accidents septiques, et que d'autre part la muqueuse utérine soit enflammée, il est prudent de toucher profondément avec le cautère actuel toute la suaface de section et de pénétrer même dans le conduit utérin. On rafraîchit ensuite les parties, en opérant au bistouri l'abrasion de la zone cautérisée. Les orifices des lymphatiques de la surface de section suspectés d'inflammation seront profondément et rigoureusement touchés avec une solution fortement antiseptique, acide phénique, etc.

Désinfection du pédicule.

L'*asepsie* du moignon ainsi assurée du côté de la cavité utéro-vaginale et des gros orifices vasculaires, suivant la

Évidement du pédicule.

7

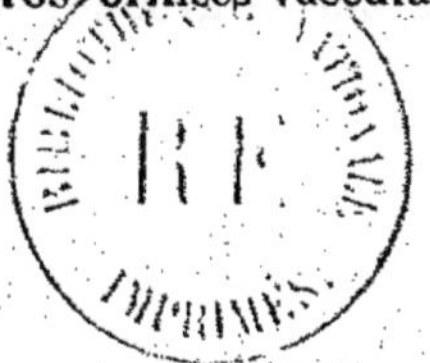

nécessité bien entendu, il est indiqué d'*évider* autant que possible la surface du pédicule, et de le transformer en un infundibulum dont la base libre extérieure sera représentée par une manchette de péritoine et dont le sommet profond répondra à la muqueuse utérine.

Suture. Elle se fait en étages, en allant du fond vers la surface. Le premier plan réunit les bords de la muqueuse utérine et ferme le canal utéro-vaginal.

Les plans suivants affrontent les surfaces opposées du tissu musculaire, d'avant en arrière.

Le plan superficiel affronte exactement la manchette péritonéale, qui vient recouvrir tout le moignon et isoler ainsi

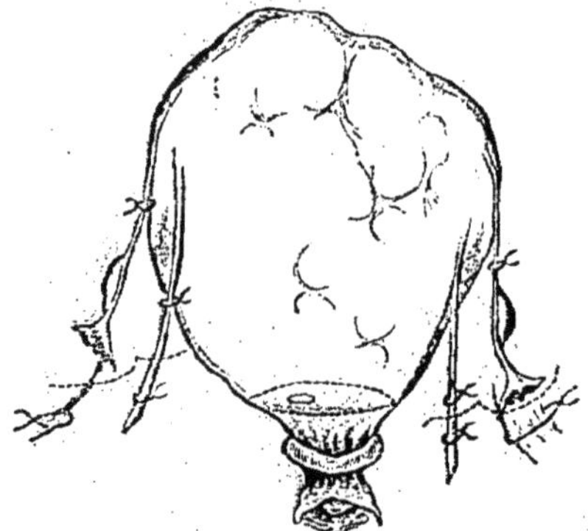

Fig. 26. — Schéma de la section en entonnoir dans le cas de myôme interstitiel.

de la grande cavité séreuse les parties cruentées du pédicule. L'affrontement des parties une fois terminé, le pédicule a la forme d'un fer de hache dont le bord libre est dominé par la suture péritonéale.

Toutes les sutures, bien entendu, sont faites avec de la soie et sont destinées à être abandonnées dans la profondeur des tissus. C'est peut-être le côté défectueux de l'opération, que la nécessité d'abandonner une grande quantité de matière à ligature dans l'épaisseur du moignon. Lorsque les ligaments larges ont été intéressés, ce qui est la règle, on en assure l'hémostase par des ligatures perdues sur les bords cruentés et sur les gros vaisseaux qui n'auraient pas été suffisamment étreints dans les ligatures préventives du début. Cela fait, le moignon utérin est abandonné dans le bassin.

— Si la tumeur s'est développée *dans le tissu conjonctif du bassin*, l'opération devient beaucoup plus délicate encore.

Dans ce cas, aussitôt la tumeur découverte on coupe les annexes de l'utérus entre deux ligatures, du côté correspondant à la tumeur, que l'on sépare du tissu conjonctif pelvien avec les doigts seuls ou aidés par le bistouri et les ciseaux. — Cette énucléation donne rarement de fortes hémorrhagies.

Ce premier temps achevé, on serre un tube de caoutchouc autour du col, et l'on procède comme il a été indiqué plus haut pour le reste de l'opération si l'hémorrhagie est modérée.

Si les accumulations de sang sont abondantes, il faut suturer avec soin les bords de la plaie péritonéale et drainer par le vagin la cavité de la plaie, qui n'est plus alors en communication avec la cavité abdominale.

Dans certains cas la tumeur est facilement énucléable à travers une incision qui intéresse le péritoine et la capsule du myôme. Quelquefois il suffit de réunir ensuite, par des sutures profondes, les parois de la cavité vide de sa tumeur.

3° PROCÉDÉ DE BILLROTH

La méthode du chirurgien de Vienne ne diffère pas beaucoup de celle de Schrœder. Nous décrirons à propos de la myomotomie son procédé général pour l'ouverture du ventre tel que nous l'avons vu pratiquer plusieurs fois. Un imperméable percé d'un trou laissant saillir la tumeur est placé sur le ventre ; tout autour sont disposées des serviettes imprégnées d'eau chaude aseptique.

L'incision pratiquée sur la ligne blanche divise, d'un seul coup, la peau et le tissu cellulaire de l'ombilic au pubis. L'hémostase est faite à mesure à l'aide des pinces et des ligatures. Les muscles sont coupés et leur hémostase est aussi faite complètement.

L'épiploon, quand il est au-devant de la tumeur, est divisé et des ligatures sont placées sur ses vaisseaux.

Une serviette imprégnée d'une solution antiseptique chaude est glissée étanche dans l'angle supérieur de la plaie, sous la paroi abdominale, de façon à recouvrir tous les organes abdominaux, pour préserver le péritoine et les intestins des traumatismes possibles au cours de l'opération. La tumeur est alors fortement amenée au dehors, ce qui permet de mieux distinguer le pédicule lorsqu'il existe.

Second temps. Le pédicule est saisi au-dessous de la tumeur entre les mors d'un gros clamp solidement fixé. La forme de ce clamp est à peu près celle d'une poignée d'épée. Il se compose d'une tige droite et d'une courbe articulée sur la première. A cinq centimètres au-dessus du clamp, une incision circulaire circonscrit la tumeur qui est excisée. L'opérateur a toujours soin d'opérer la section en évidant le pédicule. Ceci fait, les bords du pédicule sont saisis et maintenus par des pinces à mors plats et carrés dont les surfaces prenantes sont striées.

Au-dessous du clamp, on place alors horizontalement une pince longue dont les mors dentelés laissent sur le pédicule une marque qui sert de point de repère pour passer les premières sutures et aussi pour indiquer si l'afflux du sang arrive dans cette partie. Cette pince fait le même office que le clamp et si elle ne suffit pas à comprimer toute l'épaisseur du pédicule on en place deux. Le clamp est alors enlevé et le chirurgien passe trois fortes sutures à travers le moignon, au-dessous des pinces plates. Ces sutures sont faites avec de la grosse soie phéniquée.

A l'aide du thermocautère Paquelin, on sectionne à nouveau le pédicule, à un centimètre et demi au-dessus de la ligature. Une grosse éponge mouillée préserve les parties voisines du rayonnement de la chaleur. Au-dessous de la première ligne de ligatures, on passe une série de fils de soie phéniquée, de façon qu'une partie du pédicule est suturée en forme de claie.

On nettoie rapidement la surface péritonéale avec des éponges aseptiques entourées de gaze fine, et quelques points de suture sont faits avec de la soie fine sur l'épiploon.

La main gauche de l'opérateur, glissée à plat dans la cavité péritonéale, en soulève les parois et facilite une première suture du péritoine pariétal. *Troisième temps de l'opération.*

La paroi musculaire est à son tour affrontée et, pendant ce second temps de suture, trois tubes courts à drainage sont placés verticalement aux deux angles et à la partie médiane de la plaie.

Ces deux sutures sont faites avec de la soie phéniquée et à points séparés. Enfin la troisième, qui comprend la peau, est faite par la suture continue en surjet. Cette troisième maintiendra solidement les tubes. D'après Billroth, ce mode de suture ne donne pas de suppuration et évite l'éventration et la hernie consécutive.

Quand toutes ces sutures, qui sont très soignées, sont terminées, on éponge la peau avec une solution phéniquée forte et l'on procède au pansement avec la gaze iodoformée, le protective et une couche d'ouate recouverte à son tour d'un large imperméable que maintient un bandage de corps. *Pansement.*

Ce qu'il y a de remarquable dans le procédé de Billroth, c'est la cautérisation du pédicule qui doit être abandonné dans la cavité péritonéale. Ce chirurgien ne fait aussi que très peu la toilette du péritoine et du cul-de-sac de Douglas. Elle est du reste rendue à peu près inutile par l'application de la serviette mouillée sur les intestins et au-dessous du pédicule, dès le début de l'opération. De cette façon, on évite les traumatismes du péritoine et des intestins. *Considérations sur la méthode de Billroth.*

La soie phéniquée est employée de préférence au catgut, qui est moins fidèle et peut laisser se produire des hémorrhagies secondaires.

Quel que soit le nombre de sutures faites avec la soie, celle-ci s'enkyste sans jamais produire de suppuration si elle est parfaitement aseptique.

— Dans un autre cas de tumeurs fibreuses multiples interstitielles, sous-séreuses, que j'ai vu opérer par Billroth, ce chirurgien, après avoir amené au dehors la tumeur principale, qui était pédiculée, a pu énucléer avec les doigts les fibromes des parois, après en avoir incisé la coque. Des sutures de fils de soie furent placées ensuite sur les incisions, de façon à réunir par première intention les parois de ces cavités.

La grosse tumeur fut enlevée par le procédé décrit ci-dessus.

4° PROCÉDÉ DE KARL BRAUN

Le procédé que nous avons vu mettre en action par le professeur K. Braun, de Vienne, diffère peu de celui de Péan. Comme lui, il fixe le pédicule en dehors de la cavité abdominale. Cette pratique présente cependant quelques particularités intéressantes à noter.

L'incision des parois abdominales est généralement petite.

Un aide assis entre les jambes de l'opérée a la main placée dans le vagin pour repousser l'utérus et par conséquent la tumeur le plus haut possible.

La tumeur tirée fortement en dehors est traversée à sa base par quatre gros fils de soie phéniquée qui la comprennent tout entière dans quatre anses fortement serrées.

Des ligatures sont placées alors, de chaque côté, sur les ligaments larges et sur les organes annexes. D'autres ligatures sont pratiquées, de façon à cercler la tumeur, que l'on traverse alors d'une broche métallique au-dessous de laquelle on place un gros lien élastique fortement serré autour de la base de la tumeur.

La séreuse de la tumeur est alors incisée à quelques centimètres au-dessus de la ligature et le tissu fibreux est évidé autant que possible en entonnoir jusqu'à cette ligature. La tumeur est ainsi complètement excisée au bistouri et aux ciseaux.

On fait l'hémostase soigneuse du pédicule creusé en cône

avec des pinces et des ligatures. Le pédicule qui reste est fixé par ses parois aux bords de la plaie du ventre, à l'aide de sutures solides. Il est ensuite cautérisé longuement et comme torréfié par le thermocautère, longtemps promené à sa surface. Le pédicule ainsi laissé à l'extérieur est pansé à l'iodoforme et recouvert d'ouate aseptique.

Résumé. — La myomotomie est une opération qui tend à se régler de plus en plus et qui, si elle a donné de mauvais résultats au début paraît destinée à rendre les plus grands services.

Deux procédés principaux sont employés :

1° Pédicule intra-péritonéal (Schrœder, Billroth, etc.) ;

2° Pédicule extra-péritonéal (Péan, Terrier, Braun, etc.).

Dans l'une et l'autre méthode des progrès ont été réalisés.

Schrœder, par l'affrontement exact des surfaces cruentées, la fermeture soigneuse du péritoine sur le moignon et la rigueur de l'antisepsie, arrive, malgré la multiplicité des liens abandonnés, à rendre l'opération presque aussi sûre que l'ovariotomie, dans les cas ordinaires.

Billroth remplace le tube de caoutchouc et la ligature préventive des vaisseaux des ligaments larges, par l'usage d'un clamp.

Sa suture ne ferme pas le péritoine, et les bords de son moignon restent cruentés dans le péritoine, mais il en opère la cautérisation soigneuse, ce qui est encore une façon de l'isoler.

Tandis que Schrœder est obligé d'opérer beaucoup dans le ventre par son procédé, Billroth au contraire opère hors du ventre le plus possible.

La méthode du pédicule extra-péritonéal, l'unique adoptée jusqu'ici en France, est peut-être plus sûre, mais nécessite une complication de soins et de traitements ultérieurs. Sa sécurité est dans le siège externe des surfaces cruentées hors du ventre, d'abord, et ensuite dans l'adoption des ligateurs *élastiques*, qui restent à demeure à la façon d'un *clamp*.

Nous citerons parmi les modèles les plus usités celui de Bouilly. La striction est sûre, continue, solide; elle peut être augmentée suivant la nécessité et au fur et à mesure du retrait des tissus.

Enfin il se manifeste en ce moment en France une tendance réelle à opérer par la voie vaginale les myômes accessibles par le vagin, soit intra-ligamentaires, soit interstitiels, à condition qu'ils soient de petit volume.

Péan les morcelle. Terrier, Richelot ont déjà fait l'hystérectomie totale par le vagin, pour des utérus infiltrés de myômes.

II. AFFECTIONS INFLAMMATOIRES DE L'UTÉRUS. — TRAITEMENT CHIRURGICAL DE L'ENDOMÉTRITE

RACLAGE DE L'UTÉRUS

Cette opération est surtout dirigée contre les états morbides de la muqueuse utérine, surtout l'*endométrite*.

Dans ces derniers temps cependant, l'usage de la curette s'est généralisé comme traitement palliatif énergique du cancer utérin. Je le décrirai donc à cette place comme préambule à ce nouveau paragraphe. Cette description complétera ce que j'ai dit page 9.

Lorsque, après un examen méthodique, on croit ne pas pouvoir enlever complètement tous les tissus pathologiques par l'hystérotomie ou l'hystérectomie, il ne reste plus qu'à instituer le traitement symptomatique.

Les symptômes importants que l'on aura à combattre sont : *les hémorrhagies, la leucorrhée fétide, la douleur.*

Les deux premiers, hémorrhagies et leucorrhée, peuvent être supprimés pour quelque temps, ou du moins diminuer beaucoup d'intensité à la suite du curettage.

Cette opération a pour but d'enlever en une fois les lambeaux de tissu qui, en se détachant peu à peu des surfaces ulcérées, donnent lieu à des hémorrhagies provenant des vaisseaux érodés par le travail d'ulcération.

Si, avec la curette de *Récamier* ou de Volkmann, on enlève tous ces lambeaux déjà à demi nécrosés, si on racle la surface ulcérée sur laquelle d'autres lambeaux vont se produire, si l'on détache soigneusement les végétations cancéreuses, on fait en une seule fois, avec une *seule hémorrhagie*, le travail d'élimination qui aurait mis des semaines et des mois à se produire naturellement en provoquant des pertes incessantes capables de mettre rapidement la vie de la malade en danger.

En même temps, l'on supprime, pour un temps plus ou moins long, l'écoulement fétide et l'on soustrait ainsi la malade à l'infection plus rapide provoquée par l'atmosphère infectieuse qui enveloppait le néoplasme.

Si après le curettage bien complet on applique des caustiques énergiques sur le tissu altéré, qui reste au delà de l'atteinte de la curette, on provoque, dans la trame conjonctive du carcinome, de fortes cicatrices qui déterminent la guérison presque complète du fond de l'ulcère en mettant obstacle au développement de la cellule cancéreuse vers la surface libre de la plaie.

Curettage
et cautérisation.

Par cette pratique relativement peu dangereuse et sûre on donne à la malade une survie qui peut être importante; l'appétit renaît, les forces reviennent et, si la malade peut éviter toute fatigue et suivre un régime tonique bien réglé, tous les symptômes pourront disparaître complètement pendant une série de mois, au point de donner à la patiente et à son entourage l'illusion d'une guérison complète.

La malade, couchée sur un lit élevé comme pour l'examen au spéculum, est endormie et on lui administre une demi-seringue de solution de morphine au centième pour empêcher les vomissements. On lave d'abord le rectum avec une injection boriquée, on rase le pourtour de la vulve et de l'anus, puis il faut savonner, dégraisser à l'éther et lotion sublimée à 1 pour 1000; les précautions antiseptiques sont complétées par un lavage bien soigneux du vagin avec la solution phéniquée au centième.

On place à l'angle supérieur de la vulve le *spéculum irrigateur* qui servira à l'irrigation continue durant l'opération, deux écarteurs sont placés sur les côtés de la vulve et une branche d'un spéculum très court, large et plat, sur la fourchette, de façon à bien étaler l'orifice vulvaire.

L'utérus, saisi à la lèvre supérieure par la pince de Museux, est attiré en dehors de la vulve.

On fait alors le lavage antiseptique de la cavité de l'utérus, en portant dans le fond même de l'organe une injection de sublimé à 1/2000. On en complète l'antisepsie à l'aide de petits tampons d'ouate au sublimé que l'on promène sur toute la paroi.

On porte alors le doigt dans la cavité, au travers du

canal cervical préalablement dilaté, pour bien se rendre compte de la position occupée par les tissus qui doivent être enlevés.

Si la dilatation n'est pas suffisante pour pratiquer cette manœuvre, on l'augmentera sans aucun inconvénient, en faisant deux incisions sur le col, à droite et à gauche, avec de forts ciseaux. On en sera quitte pour suturer ces incisions après le curettage, à l'aide d'aiguilles très recourbées.

On fait alors le grattage, d'abord avec la curette à boucle (fig. 27), qui va enlever les végétations au ras du tissu sain. On complète cette excision à l'aide de la curette de Volkman, qui permet d'enlever un peu plus profondément la base d'implantation du tissu nuisible. Toute cette manœuvre est vivement pratiquée.

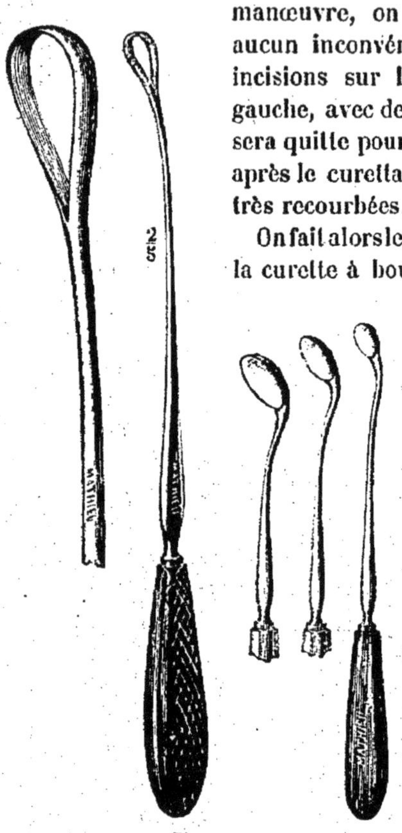

On lave de nouveau le fond de l'utérus avec la solution antiseptique, on le sèche avec des tampons d'ouate; enfin, on passe sur la paroi cruentée un petit tampon imbibé de perchlorure de fer, pour prévenir les hémorrhagies secondaires.

Fig. 27.

Curette à boucle de Volkman.   Curettes de grandeurs diverses.

— Si on a incisé le col, on lave les surfaces de l'incision avec l'acide carbolique à 5 pour 100 avant de les réunir.

— On saupoudre le tout d'iodoforme, et l'on met dans

le vagin un petit tampon peu serré de gaze iodoformée.

— Le raclage de l'utérus peut être encore pratiqué toutes les fois qu'il existe des végétations polypeuses ou des débris placentaires, qui occasionnent des hémorrhagies ou entretiennent des écoulements. *Indication du raclage de la cavité utérine.*

Il est, en résumé, indiqué dans les différents cas suivants :

1° Endométrite fongueuse, polypeuse, hyperplastique.

Endométrite purulente.

Catarrhe chronique.

2° Endométrite puerpérale occasionnée par la rétention de débris de membranes ou de placenta.

Rétention totale ou partielle du placenta. — Dans ces cas, le curage est un moyen parfait d'arrêter ou de prévenir l'hémorrhagie et de mettre à l'abri des accidents septicémiques aléatoires.

Je ne décrirai pas l'emploi de la curette de Récamier, qu'on connaît depuis longtemps.

Je n'insisterai pas non plus sur les procédés complémentaires ou accessoires du curage qui sont réalisés par l'emploi de désinfectants énergiques et l'observation d'une antisepsie rigoureuse.

Les drains, les sondes, les seringues, les appareils d'irrigation de toute sorte sont usités dans ce but.

Employés seuls ils n'offrent pas de garanties suffisantes pour le succès, et aujourd'hui c'est la méthode chirurgicale qui tend à prévaloir partout de plus en plus.

On trouve encore cependant bon nombre de praticiens qui hésitent à user de ce procédé radical. La brutalité de la curette, l'incertitude de bien limiter son action, jointes à l'ignorance ou à la négligence des soins antiseptiques, sont les obstacles réels à la propagation de l'unique mesure efficace contre les affections chroniques de l'utérus.

On s'est beaucoup préoccupé de rendre cette méthode plus accessible à tous, par l'atténuation de ses côtés répugnants, la précision des détails aussi bien que des précautions opératoires à prendre.

ÉCOUVILLONNAGE DE L'UTÉRUS

Procédé de Doléris. Dans l'endométrite ancienne et la métrite infectieuse puerpérale, **Doléris** remplace le raclage fait à l'aide de la curette par une autre opération qui est plus à la portée de tous les praticiens et qui, si elle atteint moins profondément le tissu utérin, a sur le raclage l'avantage d'agir d'une façon plus certaine sur toute la surface de la cavité. Il suffit d'ailleurs de répéter l'opération pour en mieux assurer l'effet.

Il se sert d'une tige métallique souple, terminée par un bout garni, sur une longueur de 8 à 12 centimètres, de crins solides, qui forment une sorte de cylindre hérissé de mille pointes ou dents capables d'entamer un tissu peu résistant ou de racler très complètement la paroi utérine.

Cet instrument ressemble à l'écouvillon dont les sommeliers se servent pour nettoyer les bouteilles encrassées.

Ces écouvillons sont de volume, de force et de longueur variés; la souplesse et la résistance des crins varient également.

Manière d'écouvillonner. L'écouvillon est chargé au préalable de glycérine créosotée au quart ou au dixième suivant les cas. On le fait pénétrer dans l'utérus par un mouvement de vrille que l'on continue en divers sens pour bien entamer la muqueuse utérine; puis, quand on juge l'effet produit suffisant, on retire l'instrument en tournant toujours par un mouvement spiroïde, de façon à entraîner les débris.

Il suffit de répéter la manœuvre un petit nombre de fois pour modifier suffisamment la muqueuse enflammée ou pour la débarrasser des parcelles placentaires qui auraient pu rester adhérentes après un accouchement.

On constate très évidemment que l'utérus se contracte aux premières tentatives, et c'est là encore une garantie que la surface des parois vient s'offrir d'elle-même à l'action de l'écouvillon.

Quand cette opération est terminée, il est bon de procéder au nettoyage définitif de l'utérus. Ce nettoyage est pratiqué à l'aide d'une solution phéniquée à 1/25 ou du sublimé à 1/2000. La solution employée sera chauffée à 50° et l'irrigation sera faite au moyen de la sonde dilatatrice imaginée par le même auteur.

Sonde dilatatrice a irrigation de l'utérus de Doléris. — Cette sonde se compose d'un tube unique, en métal, recourbé à la façon de pinces, dont les branches, creuses, sont exactement juxtaposées, et forment un circuit ouvert aux deux extrémités de l'instrument; l'une des extrémités est munie d'un teton, pour s'adapter au conduit d'un appareil d'irrigation quelconque; l'extrémité libre est double et perforée pour la sortie du liquide. Le tube lui-même est demi-cylindrique, de telle façon que la juxtaposition exacte des deux branches, par leur côté interne plan, forme un cylindre régulier, complet, et d'assez petit volume pour pouvoir être introduit dans les cols les plus étroits, même dans certains utérus non gravides.

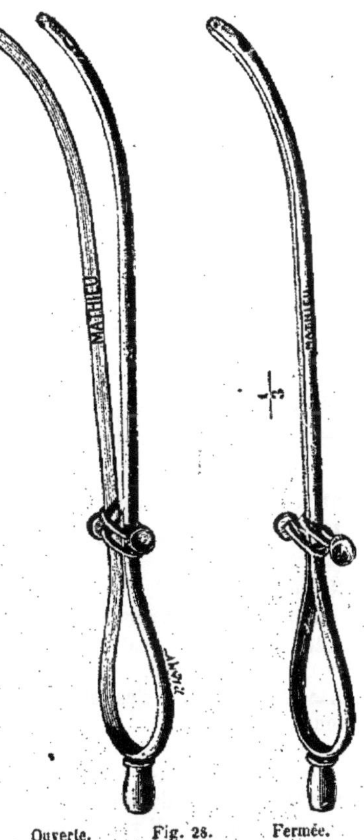

Fig. 28.
Sonde de Doléris.

Un mécanisme très simple, placé près de l'extrémité extérieure de la sonde, permet d'en écarter les branches une fois introduites dans la matrice, à la façon des branches d'un dilatateur, et de les maintenir à tel écartement que l'on désire. Le col reste ouvert, et l'on crée ainsi une voie de retour aussi large que possible au liquide injecté, en même temps qu'on ouvre un facile passage aux débris solides contenus dans la matrice; leur sortie du vagin est facilitée du même coup. C'est un lavage à grande eau du conduit utéro-vaginal maintenu béant. En résumé, cette sonde agit comme tube à irrigation et comme dilatateur. Elle a été employée par son auteur avec les meilleurs résultats. — M. Charpentier l'a également mise en usage à la clinique d'accouchements de la Faculté; son emploi est des plus aisés.

L'irrigation terminée, on introduit une dernière fois l'écouvillon imprégné de glycérine créosotée; pour cela on choisit un instrument moins long et plus souple, de façon à ne point gratter trop la surface utérine et à ne point rouvrir les vaisseaux, afin aussi de laisser dans la cavité de la matrice le plus de topique antiseptique possible.

Une irrigation vaginale termine l'opération.

RÉSUMÉ. — Qu'il s'agisse d'altérations profondes et anciennes de la muqueuse, qu'il s'agisse d'inflammations récentes ayant ou non succédé à l'accouchement ou à l'avortement, qu'il s'agisse enfin de détacher et d'extraire, par le grattage, des parcelles organiques mortes décomposées, c'est aux procédés radicaux qu'il faut avoir recours.

La thérapeutique doit être *immédiate*, c'est-à-dire, *intra-utérine*. La dilatation du col utérin est parfois indispensable. Elle précédera donc l'introduction de l'instrument.

Quant au procédé, il varie, mais son principe est invariable.

C'est la curette (Récamier, Robert, Marjolin, Nonat, Trousseau, Demarquay, etc., en France; Simon, Hégar, Braun, Schrœder, Martin, Olshausen, Fritsch, etc.; Thomas, Southwick, Macan, Engelman, Alloway, Edis, etc.; Walton, Vulliet, etc., à l'étranger), ou c'est l'écouvillonnage, proposé récemment par Doléris et accepté déjà par beaucoup de gynécologues.

Les injections de caustiques, de crayons, les onctions topiques, etc., offrent des inconvénients et des dangers qui tendent à les faire rejeter de plus en plus.

III. DÉPLACEMENTS DE L'UTÉRUS

1º PESSAIRES

PROLAPSUS UTÉRIN. — Depuis longtemps déjà l'on a essayé de guérir le prolapsus utérin en diminuant le calibre du vagin ou l'ouverture de la vulve. Pendant un laps de temps assez considérable, les opérations pratiquées autrefois ont été abandonnées et l'on a essayé de remédier par des pessaires à cette infirmité si désagréable.

Aujourd'hui, au contraire, la plupart des gynécologistes condamnent l'usage du pessaire.

Des accidents assez graves et fréquents produits par ces appareils;

L'innocuité plus grande des opérations plastiques sur les muqueuses;

Enfin, des progrès réels réalisés dans le manuel des opérations que l'on pratique sur la muqueuse vaginale, telles sont les causes de ce revirement très notable dans le traitement habituel du prolapsus utérin.

Avant d'entrer dans la description des procédés divers employés pour la cure radicale du prolapsus, je dois signaler une modification importante apportée par Breisky dans la forme du pessaire, que je lui ai vu appliquer à la clinique de gynécologie de Prague.

Breisky condamne en général l'usage du pessaire, cependant, dit-il, il y a des cas où, à cause de la mauvaise volonté des malades, il est impossible de pratiquer l'opération plastique destinée à combattre le prolapsus utérin. C'est pour ces cas qu'il a imaginé un pessaire en forme d'œuf qui a les avantages suivants : il est léger, creux et fait de caoutchouc vulcanisé.

Il est stable, grâce à sa forme qui lui permet de prendre son point d'appui sur tout le pourtour de la paroi vaginale.

Il ne fatigue pas, parce que la pression qu'il exerce sur

la muqueuse est partagée; cette pression s'exerçant sur toute la paroi et principalement sur le plancher périnéal qui supporte en grande partie ce pessaire.

Il ne s'incruste pas des éléments de la sécrétion vaginale; il ne peut pas blesser la muqueuse ni être enchatonné, comme cela arrive parfois pour les pessaires à anneau, qui ont aussi l'inconvénient de comprimer le col de l'utérus lorsqu'il s'engage dans l'anneau.

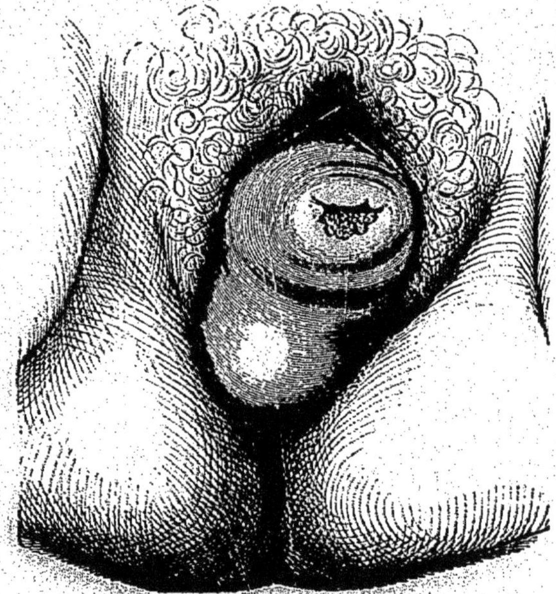

Fig. 28. — Prolapsus utérin avec rectocèle.

Enfin, grâce à sa forme ovoïde, le pessaire de Breisky bouche hermétiquement le conduit vaginal; de telle façon que si, avant de l'introduire, on a eu soin de pratiquer soigneusement l'antisepsie de l'utérus et du vagin, rien n'empêche que cette antisepsie se maintienne, ce qui est d'un avantage incontestable pour la guérison rapide des ulcérations du col, qui ont un caractère septique et qui sont parfois rapidement modifiées sans autre traitement.

— Pour introduire ce pessaire, il faut faire mettre la

femme dans la position cubito-dorsale semblable à celle de l'examen au spéculum.

— On fait avec soin un lavage antiseptique à l'aide d'une solution de sublimé à 1 pour 1000; ce lavage porte sur le canal cervical et sur le vagin.

Le pessaire, enduit de vaseline pure ou boriquée, est introduit dans le vagin. — On choisit un pessaire de la grosseur qui convient pour cela; en l'appliquant on fait tousser la femme pour voir si l'effort qu'elle fait suffit pour chasser le pessaire au travers de la vulve.

Quand le pessaire de volume convenable est placé, on fait marcher la femme et on lui fait faire l'effort de la défécation dans la position accroupie, avant de la laisser sortir dans la rue avec son pessaire. Pour plus de sûreté, la première fois, on pourra faire passer devant la vulve de la femme un ruban de soutien, et on lui conseillera, au début, de soutenir le pessaire avec le doigt pendant la miction.

L'extraction doit en être faite à l'aide d'un petit forceps très simple et facile à manier.

En pratique, l'ouverture vulvaire diminue d'autant plus que le pessaire employé est plus gros, la distension faite sur les parois vaginales ayant pour effet de diminuer l'orifice vulvaire; aussi, dans la suite on emploie des pessaires de plus en plus petits.

Ce pessaire doit être employé de préférence chez les femmes qui n'ont plus leurs règles, elles peuvent le changer moins fréquemment; il est évident que, chez les femmes réglées, l'occlusion qu'il produit étant complète, il faut le supprimer complètement pendant les règles.

OPÉRATIONS PLASTIQUES DESTINÉES A COMBATTRE
LES DÉPLACEMENTS UTÉRINS

COLPORRHAPHIE

Cloisonnement. — Procédé Le Fort. — La malade étant placée dans la position de la taille, une sonde est introduite dans la vessie pour apprécier l'épaisseur de la cloison vésico-vaginale.

L'utérus maintenu en dehors de la vulve, on fait sur la paroi antérieure du vagin une incision qui intéresse une surface rectangulaire d'environ six centimètres de longueur sur deux de largeur.

— On enlève complètement la muqueuse comprise dans cette incision, en ayant soin de ne pas pénétrer dans la vessie. Le plus souvent, l'avivement se fera par une espèce de décortication qui sera pratiquée avec un instrument mousse. Cet avivement sera amené le plus près possible de la vulve.

A ce moment on fait soulever l'utérus par un aide, de façon qu'il soit relevé vers l'abdomen afin de bien voir la face postérieure du vagin. Sur cette face, on enlèvera un lambeau de muqueuse pareil à celui de la face antérieure et en un point bien symétrique au premier avivement.

On réduit alors graduellement l'utérus, jusqu'à ce que les extrémités profondes des deux avivements, dans la partie la plus rapprochée du col, soient en contact. On applique sur le bord transversal trois points de suture au fil de soie, pour réunir transversalement la paroi antérieure à la paroi postérieure du vagin.

On fait ensuite la réunion des bords latéraux, à droite et à gauche, par des fils qui passent du bord de l'avivement antérieur au bord de l'avivement postérieur.

Une tige métallique munie d'un bouton est placée dans la cavité utérine et permet de faire graduellement la réduction de l'utérus, à mesure que les sutures latérales avancent. Quand ces sutures sont terminées, l'on achève l'opération en plaçant trois points de suture qui unissent

les deux bords antérieurs des avivements. Il existe alors
deux vagins placés côte à côte comme les deux canons d'un
fusil double, et séparés par une cloison artificielle. — Cette
cloison n'est autre chose que le résultat du rapprochement
des deux bandes médianes avivées.

Les bouts des fils seront laissés assez longs pour qu'on
puisse facilement les retirer vers le dixième jour.

Il est bien entendu qu'au préalable l'on aura fait le
lavage antiseptique rigoureux de ces parties. Le pansement antiseptique consistera dans des bandes de gaze au
sublimé que l'on introduit dans le vagin de manière à
produire un tamponnement de soutien peu serré.

Cette opération paraît avoir réussi entre les mains de
son inventeur. — D'autres chirurgiens qui l'ont tentée ont
échoué souvent, entre autres Lucas-Championnière. — Elle
a deux inconvénients : 1° elle prive la femme de son vagin ;
2° elle ne restaure nullement le plancher pelvien, ce qui
laisse une voie ouverte à la récidive. — Enfin, pour qui a
l'habitude de pratiquer des opérations plastiques sur le
vagin et d'en suivre les résultats, il semble que l'avivement en largeur (2 centimètres) doive être insuffisant
pour le succès. Il faudra donc exagérer l'étendue transversale de la bande avivée. Mais, dans ce cas, le placement
des sutures doit être fort difficile. — Je dirai pour me ré-
sumer qu'à moins d'indications spéciales pour cette façon
d'opérer, je préfère les méthodes plus courantes dont la
description va suivre.

COLPORRHAPHIE ANTÉRIEURE

Cette opération est indiquée surtout dans le prolapsus
utérin compliqué de *cystocèle*.

On abaisse l'utérus avec la pince de Museux, de façon
à bien étaler la muqueuse sur laquelle on doit opérer.
On lave alors la cavité utérine et le vagin avec la solution
de sublimé à 1 pour 2000 ; ensuite, on trace sur la muqueuse
vaginale antérieure une incision ovalaire plus ou moins

grande selon la laxité des tissus, et qui intéresse toute l'épaisseur de la muqueuse. — Si cette muqueuse est normale, il suffit, pour la détacher, de la saisir solidement avec des pinces à griffes, dans l'angle supérieur, et, à l'aide d'un instrument mousse, on la détache assez facilement de la couche sous-jacente, par une véritable décortication; si l'on est obligé d'user du bistouri pour ce temps de l'opération, il est prudent d'introduire de temps à autre une sonde métallique dans la vessie pour se rendre compte

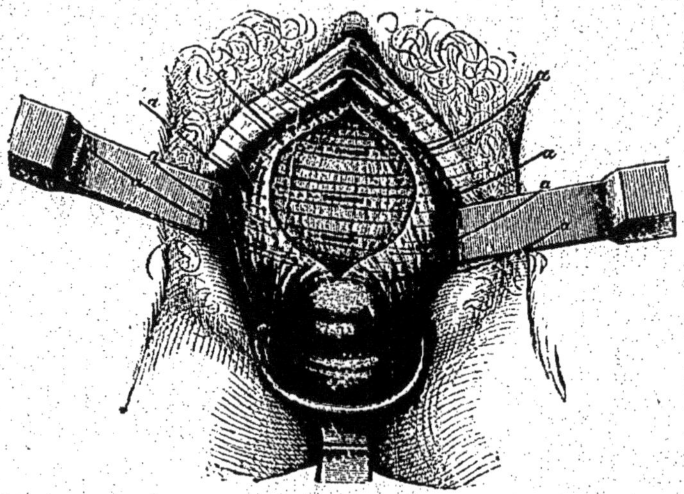

Fig. 30.
Placement des sutures dans la colporrhaphie antérieure. (Procédé de Schrœder.)

de l'épaisseur des tissus qui sépare la muqueuse vésicale de la plaie. — Si l'on perfore par mégarde la vessie, il ne faut pas hésiter à poser de suite quelques points de suture bien serrés sur la solution de continuité, en ayant soin de s'entourer de toutes les précautions antiseptiques intra et extra-vésicales.

Sutures par le procédé de Schrœder.

Quand la surface cruentée a été bien égalisée avec les ciseaux, on place les fils de suture dont on fait deux ou trois plans superposés, suivant l'épaisseur des tissus (fig. 30). Pour placer les sutures profondes, on fait pénétrer l'ai-

guille dans la muqueuse à une distance d'au moins un
demi-centimètre de la plaie ; elle chemine entre la plaie et
la vessie jusqu'auprès de la ligne médiane. Là elle ressort
pour replonger sous la plaie en un point symétrique de
son point de sortie de l'autre côté de la ligne médiane ;
elle chemine encore sous la plaie pour ressortir dans la
muqueuse à un demi-centimètre environ de l'autre bord.

Ces sutures profondes sont au nombre de trois à six, selon
l'étendue de la plaie.

Les sutures superficielles plus nombreuses sont placées
dans l'intervalle des premières ; elles n'intéressent que la
muqueuse.

Quand toutes les sutures sont posées, on serre les fils en
commençant par ceux des sutures profondes qui adaptent
exactement l'une contre l'autre les deux moitiés de la
grande plaie. — Les fils superficiels sont serrés ensuite et
joignent l'un à l'autre les bords de la muqueuse.

Le procédé de Schrœder pour le placement des sutures
a l'inconvénient de prolonger outre mesure ce temps de
l'opération.

La plupart des chirurgiens ne font qu'un plan de sutures
isolées qui comprennent du même coup la muqueuse et
toute l'épaisseur des tissus incisés.

Quand tous les fils sont posés, on les noue en commençant par le plus profond et en ayant bien soin de ne pas
laisser de tissu saignant entre les bords de la muqueuse
affrontée. — Pour assurer la bonne réunion on se contente de poser de nouveaux fils dans les intervalles des
premiers points, si c'est nécessaire.

Quand la suture est terminée on coupe les fils à deux
centimètres de la muqueuse. On lave avec soin et on introduit dans le vagin une bande de gaze iodoformée.

COLPORRHAPHIE POSTÉRIEURE

L'opération du prolapsus utérin se complète le plus souvent par la colporrhaphie postérieure ; dans la plupart des
cas anciens, le plancher périnéal est effondré, il y a de la

rectocèle et pour avoir un résultat satisfaisant il faut reconstituer ce plancher de soutien.

Comme dans la colporrhaphie antérieure, on attire l'utérus hors de la vulve, puis à l'aide des pinces on le relève fortement en haut, pour bien faire saillir la paroi inférieure du vagin.

En même temps, avec deux larges écarteurs placés sur les côtés de la vulve, on étale le plus possible le champ opératoire sur lequel on doit agir. — On introduit l'index

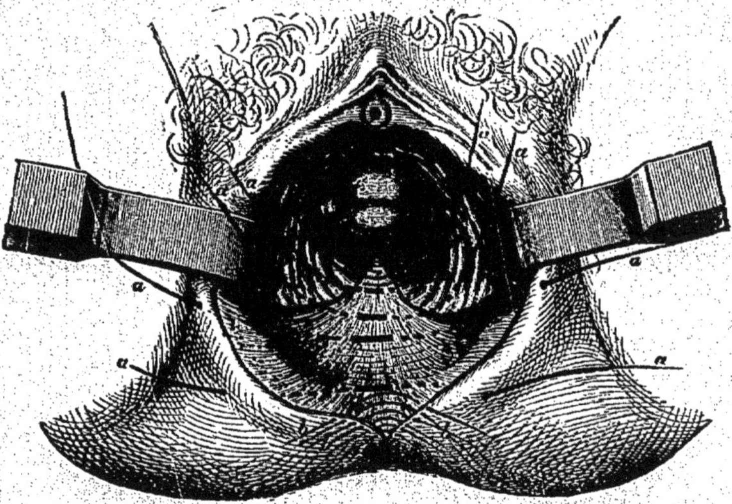

Fig. 31.
Placement des sutures dans la colporrhaphie postérieure. (Procédé de Schrœder.)

de la main gauche dans le rectum et le pouce de la même main saisit le rebord de la muqueuse vaginale ; l'on trace alors avec le bistouri des incisions qui intéressent toute l'épaisseur de la muqueuse.

— Ces incisions circonscrivent une surface qui doit avoir la forme d'un parallélogramme, dont deux des angles correspondants seront le col de l'utérus d'une part et le bord de l'anus de l'autre, tandis que les deux autres angles seront sur les bords de la vulve.

— Quand la surface cruentée est bien régularisée, on

place deux ou trois plans de sutures, en commençant par les plus profondes du côté du col, et en terminant par les plus superficielles, c'est-à-dire les plus rapprochées de la vulve, et en procédant comme dans la colporrhaphie antérieure (fig. 31). On serre ensuite tous les fils en commençant par les plus proches du col.

— Par le rapprochement des parties qui résulte de cette opération on obtient un véritable périnée et un rétrécissement considérable de la vulve.

— Pour les sutures de la colporrhaphie antérieure, il suffit d'employer le catgut. Celles de la colpopérinéorrhaphie doivent être assurées par quelques gros fils de soie ou d'argent qui sont profondément placés et qui enserrent toutes les autres sutures de façon à les soulager.

Pendant cette opération, l'hémorrhagie en nappe peut devenir gênante; on en débarrasse le champ opératoire par l'irrigation continue avec une solution phéniquée à 1 pour 100 chauffée à 50° centigrades. Il est bien entendu que l'on emploie toutes les précautions antiseptiques décrites dans la colporrhaphie antérieure.

COMBINAISON DE L'AMPUTATION DE LA PORTION VAGINALE DU COL AVEC LA COLPORRHAPHIE

Martin, de Berlin, rend l'opération de la colporrhaphie plus efficace et plus complète en amputant au préalable le col hypertrophié. Voici comment il procède (fig. 32) :

Au moyen de forts ciseaux on incise de chaque côté la portion vaginale du col jusqu'à la hauteur des culs-de-sac.
— Avec les pinces, on relève la lèvre supérieure du col et l'on fait sur la muqueuse cervicale une incision transversale qui intéresse la paroi du col. Cette incision est plus ou moins profonde et oblique, selon la longueur du col que l'on veut enlever.

Une seconde incision, également oblique, est pratiquée sur la muqueuse vaginale, de façon à rejoindre la première dans la profondeur du col, et en comprenant avec celle-ci un lambeau en forme de coin qui est enlevé. C'est, en un mot, une sorte d'amputation biconique de la portion exubérante de chaque lèvre.

(Voir au paragraphe *hystérotomie.*)

On juxtapose de suite les deux surfaces de section par de fines sutures, et on procède de même pour la lèvre postérieure.

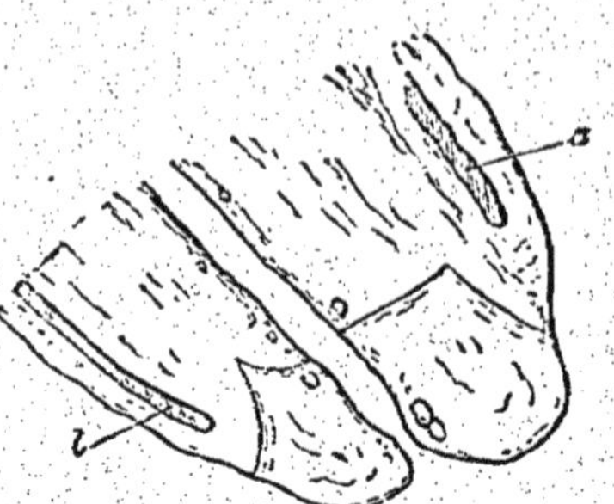

Fig. 32. — *i, i, i,* incisions de l'amputation vaginale du col (Martin); *a,* vessie; *b,* cul-de-sac de Douglas.

On termine l'opération en plaçant quelques points de suture sur les incisions latérales faites avec les ciseaux au début de l'opération.

Pendant toutes ces manœuvres opératoires, on fait l'irrigation continue avec une solution phéniquée à 1 ou 2 pour 100, à l'aide du spéculum à irrigation ou d'un simple irrigateur à canule fine.

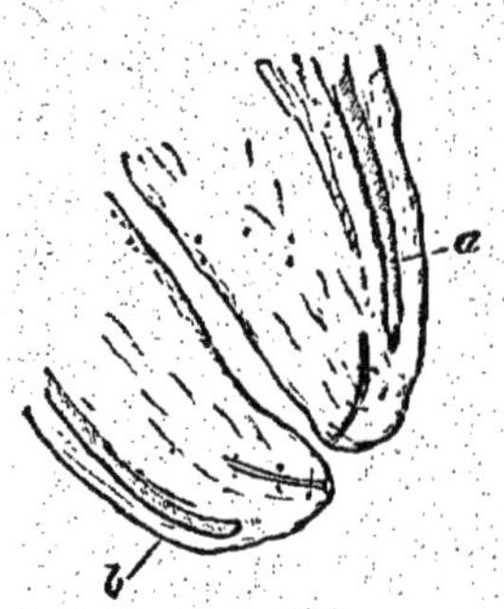

Quand l'amputation du col est terminée, on procède alors à la colporrhaphie antérieure et postérieure et l'on obtient ainsi une opération parfaite qui supprime la partie de l'utérus qui a tendance à faire saillie, on guérit la cystocèle et la rectocèle, et on refait un plancher périnéal complet.

Fig. 33. — Résultat de l'amputation du col par le procédé de Martin.

Le vagin, ainsi modifié, maintient si bien l'utérus en place que l'usage des pessaires est inutile et qu'il n'y a pas lieu ordinairement de tenter un autre moyen de fixer l'utérus, comme par exemple l'opération d'Alexander.

Procédé de Schrœder.

Schrœder modifie légèrement le procédé employé par Martin pour l'amputation du col. D'après cet auteur, l'amputation de la lèvre supérieure doit se faire de la façon suivante, à cause du voisinage de la vessie :

On commencera par faire une incision transversale sur l'extrémité de cette lèvre ; on sépare alors la vessie du col, dans une certaine étendue, pour ne pas blesser la vessie, et l'on continue ensuite l'incision en la dirigeant vers le canal cervical. On a de la sorte une plaie à angle ouvert, dont on réunit les surfaces par des points de suture. C'est donc une véritable amputation sus-vaginale qu'il pratique.

Cette manière de faire s'appelle le procédé de l'excision de la muqueuse du col étudié précédemment, préconisé par le même auteur.

Pour la lèvre inférieure, il opère comme l'indique Martin.

Suture en surjet. — H. Schrœder, Doléris, Martin, etc., emploient pour les sutures de la colporrhaphie la suture continue en spirale, dont ils font deux ou trois plans selon la grandeur de la surface cruentée.

— Pour faire cette suture, il faut prendre une longue aiguillée de fil de catgut bien résistant, de moyenne grosseur : n° 2 (fig. 34). On introduit l'aiguille courbe vers le sommet de l'incision ovalaire la plus proche du col de l'utérus, on fait un premier point qui enserrera environ un centimètre de la partie moyenne de la

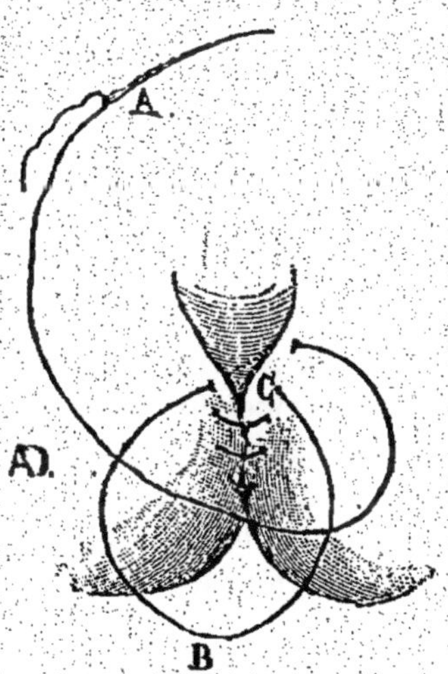

Fig. 34. — Point en surjet ou suture continue (d'après Doléris).

plaie, et l'on noue solidement. Au-dessous de ce premier point, et sans couper le fil, on passe un second point de gauche à droite parallèle au premier ; avant de serrer ce second point, on passe l'aiguille dans l'anse de fil qui forme front entre les deux points ; l'on serre alors le second point et l'on pratique le troisième. Il est bon de les assurer de temps à autre par un nœud complet.

L'on continue cette suture jusqu'à l'autre angle de la

plaie. Arrivé là, on place un second plan de sutures au-
dessus du premier[1]; ces points nouveaux comprendront
les bords de la muqueuse, si deux plans de suture suffisent
pour assurer la réunion. Ce second plan sera conduit de la
même façon que le premier et dirigé de manière que
son dernier point corresponde au premier point de la suture profonde. On nouera alors solidement les deux chefs
de l'aiguillée de fil.

Pour bien assurer la solidité de ces sutures, on peut
passer au-dessous d'elles une ou deux anses de grosse soie
qui enserreront tout le paquet.

Ce procédé de la suture en spirale a l'avantage d'être
rapide et d'affronter d'une façon bien parfaite toutes les
parties de la surface cruentée.

PÉRINÉORRHAPHIE

Autrefois il n'était guère question que de la périnéorrhaphie *totale* et *tardive*, c'est-à-dire celle qui était nécessitée
par une rupture complète du périnée avec destruction et
impuissance du sphincter rectal, au bout d'un certain temps
après l'accouchement. Aujourd'hui on revient volontiers à
la réunion immédiate du périnée rompu par l'accouchement, quelle que soit l'importance de la rupture. On ne
néglige que les déchirures insignifiantes. A l'étranger, la
question n'est plus discutée. En France, la pratique de la
restauration immédiate a été vivement défendue et préconisée par Doléris. Avec l'antisepsie, il n'y a pas de danger;
le succès est presque constant. Non constant, l'échec n'offre
aucun désavantage pour l'avenir. On sera toujours à temps
de recommencer l'opération.

D'autre part, on utilise beaucoup la périnéorrhaphie
comme complément de la colporrhaphie dans le but d'assurer la solidité du support pelvien affaibli ou lésé anté-
rieurement, pour les diverses opérations plastiques sur

1. Voyez plus loin la description et les figures de la périnéorrhaphie.

les organes génitaux de la femme. Cette méthode est entrée dans la pratique gynécologique, surtout grâce aux travaux d'Hégar, Kaltenbach, Schrœder et Martin. — En Amérique, Emmet l'a simplifiée beaucoup en diminuant le nombre et le mode d'application des sutures. — En Allemagne, on ne met pas de fils d'argent. C'est la soie ou le catgut qui sont adoptés.

L'usage du catgut facilite l'emploi du procédé de Brôse adopté en France par Doléris et que je décrirai plus loin. Ce procédé est presque uniquement employé à la Clinique de Berlin par Schrœder et ses assistants. Hoffmaier le préconise dans toutes les opérations plastiques. Martin emploie tantôt la soie, tantôt le catgut. Il se loue également des deux. La simplicité de l'emploi du catgut et la suppression de tout soin ultérieur sont les grands avantages de cette méthode et plaident en faveur de sa généralisation. Il faut choisir des fils appropriés, comme grosseur et comme résistance, au but que l'on se propose.

Beaucoup de chirurgiens cependant tiennent pour les méthodes anciennes que je décrirai brièvement, en les complétant par la description des précautions préalables et des procédés de suture nouveaux.

Les *précautions* à prendre avant l'opération portent sur l'état général et sur l'état local. On obtiendra une parfaite régularité des selles et, deux jours avant l'opération, on administrera à la malade un purgatif. Le matin de l'opération, grand lavement. Paquet de sous-nitrate de bismuth de 1 gramme avant l'opération. Pilules d'extrait thébaïque depuis la veille.

Lavage antiseptique du canal vaginal, dans lequel on place ensuite un léger tampon de gaze iodoformée.

On savonne la peau du périnée et de la face interne des cuisses ; on la dégraisse avec l'éther et on fait un lavage fortement antiseptique.

La malade étant dans la position de la taille, on relève la paroi antérieure du vagin avec le spéculum irrigateur qui servira en même temps à faire l'irrigation continue avec la solution de sublimé à 1 pour 2000, chauffée à 50 degrés.

On fait un avivement large qui va en arrière jusqu'au niveau du bord supérieur de l'anus et même un peu au-dessous sur les côtés ; cet avivement remonte sur les grandes lèvres jusqu'à 1 centimètre au-dessus de l'angle que forme la cloison recto-vaginale déchirée. Du côté du rectum, il s'arrête au point où la muqueuse rectale se confond avec la peau qui seule est enlevée. C'est ce que l'on appelle avivement en *papillon*.

On met alors l'index gauche dans le rectum pour le tendre et pour guider l'aiguille armée d'un fil d'argent fort que l'on fait passer au-dessus de l'intestin de la façon suivante :

On tient l'aiguille avec la main droite, on l'enfonce du côté droit de l'opérateur, à 1 centimètre de l'avivement, on la fait pénétrer dans l'épaisseur des tissus, parallèlement à la surface avivée et à la paroi rectale. Ce premier fil sera placé près de l'anus, obliquement de bas en haut et d'avant en arrière. Quand la pointe arrive au niveau de la cloison vaginale, on la fait cheminer dans l'épaisseur de cette cloison qui est tendue entre l'index placé dans le rectum et le pouce placé sur la plaie. L'aiguille est poussée à travers les tissus de l'autre côté, de façon à sortir à 1 centimètre de la limite de l'avivement.

On place de la sorte une série de fils qui se rapprochent de plus en plus des angles supérieurs de l'avivement. Quand tous ces fils sont placés, on les serre, en les nouant solidement, et l'on obtient ainsi le rapprochement parfait de la profondeur des tissus.

Terrillon place les fils en double, de façon à pouvoir les nouer de chaque côté sur une petite tige ; les surfaces sont ainsi rapprochées exactement sans cependant que les tissus risquent d'être coupés par les fils d'argent. Il place très profondément un gros fil fixé par ses deux extrémités sur des lames de plomb pour consolider l'ensemble des sutures. Comme on voit, ces méthodes sont anciennes quant au mode d'attache des fils ; leur mode de placement seul est nouveau.

Il reste alors à suturer le vagin, ce que l'on fait avec un

fil de soie et une petite aiguille courbe, cela pour empêcher
les liquides vaginaux de couler dans la plaie.

L'opération terminée, on fait un lavage antiseptique et
l'on réunit les cuisses avec une serviette nouée autour
d'elles.

Chaque jour on fera plusieurs lavages antiseptiques ;
on maintiendra la constipation à l'aide de l'opium et
d'une alimentation appropriée jusqu'au huitième jour. A ce
moment on provoquera une évacuation avec l'huile de ricin.

Les fils seront enlevés du neuvième au douzième jour
graduellement.

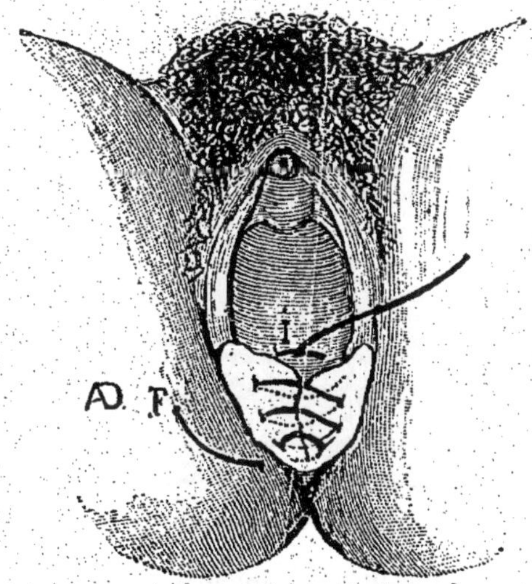

Fig. 35. — Procédé de Brőse. (Doléris.)

Brőse, de Berlin, fait dans la périnéorrhaphie la suture en
spirale au catgut; ce procédé a l'avantage de donner une
suture solide sur laquelle on n'a plus besoin de revenir une
fois qu'elle est terminée.

Un fil de 30 à 40 centimètres de long est suffisant dans
la plupart des cas. — Il est bon d'en avoir plusieurs à sa
disposition, au cas où le premier viendrait à se rompre ; on
rattache alors par un nœud un nouveau fil à l'extrémité de

celui qui s'est rompu. Ces fils sont plongés, tout enfilés
aux aiguilles, dans une solution phéniquée à 1 pour 25,
placée à proximité de l'opérateur.

Voici la méthode opératoire telle que Doléris l'a décrite
à la Société de gynécologie de Paris.

« 1° *Suture vaginale*. — La réunion doit commencer par
« l'angle vaginal de la déchirure. On pratique, à ce niveau,
« deux points de suture assez rapprochés, et on serre le

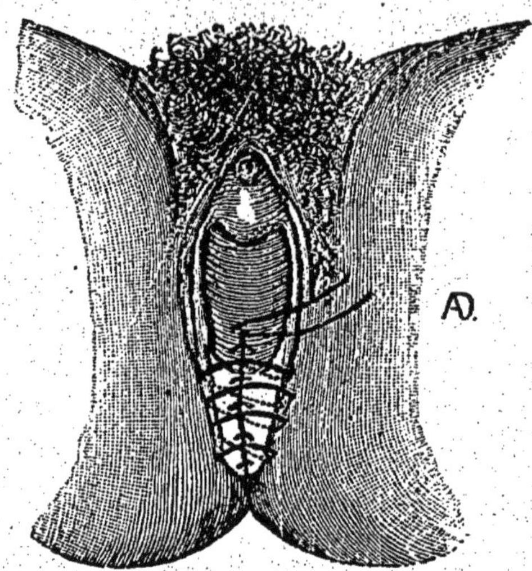

Fig. 36. — Terminaison de la suture. (Doléris.)

« fil par un double nœud. Il importe que la muqueuse va-
« ginale soit exactement affrontée, et que toute solution de
« continuité disparaisse par le rapprochement minutieux
« des lèvres de la plaie. On conduit donc le fil d'arrière en
« avant, jusqu'à ce qu'on ait reconstitué la commissure
« vulvaire. Il est bon de faire pénétrer l'aiguille assez
« profondément dans les tissus, et de prendre de chaque
« côté, sur les bords de la ligne de section, une bande de
« muqueuse assez large, de 4 à 5 millimètres environ, en
« raison du défaut de résistance et de l'infiltration de la
« muqueuse qui se produisent habituellement après
« l'accouchement.

« Si la fissure du côté du vagin intéresse une épaisseur
« considérable des tissus, il faut rapprocher d'abord direc-
« tement les parties profondes, en piquant l'aiguille près
« du sillon profond qui forme la plaie, et en allant de
« droite à gauche, pour terminer ensuite superficiellement
« par l'exacte coaptation de la muqueuse. On fait ainsi deux
« plans de ligatures.

« De l'une ou de l'autre façon, la suture est ramenée et

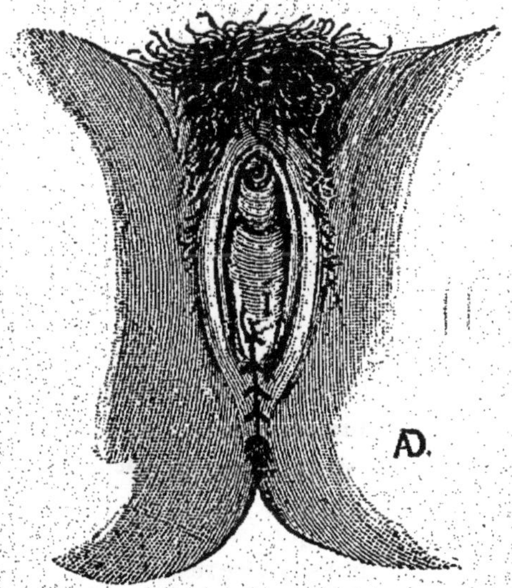

Fig. 37. — Résultat de la suture en surjet dans la périnéorrhaphie. (Doléris.

« terminée à la commissure, où il est bon de la fixer par
« un nœud. Ce nœud se pratique comme à l'ordinaire, en
« faisant passer l'aiguille dans l'anse de fil avant de tirer
« et de serrer.

« Il n'y a aucun inconvénient à faire, dans ce premier
« temps, un ou deux points très larges, comprenant une
« bonne épaisseur de tissus, et jetés comme deux ponts
« par-dessus les autres points, soit pour consolider la
« suture, soit pour gagner rapidement le point où doit se
« terminer le premier temps de la réunion.

« 2° *Suture périnéale proprement dite.* — Elle est destinée à
« rapprocher les bords cutanés de la rupture. La conduite
« est la même dans les cas légers, c'est-à-dire lorsque la
« plaie est peu profonde. Rapprochement et affrontement
« superficiel très exacts; avec quelques points profonds,
« comprenant plus de largeur de peau de chaque côté, et
« plus de tissus dans la profondeur. Immédiatement après
« la réunion et la cicatrisation complète, on peut constater
« que si la ligne cutanée de la suture est restée un peu
« irrégulière, et dessine parfois une crête très légère, cet
« aspect disparaît en peu de temps, et la cicatrice se régu-
« larise avec une netteté parfaite, à condition que l'opéra-
« teur ait bien pris ses mesures pour la coaptation régu-
« lière des bords. Il ne faut attacher par conséquent
« aucune importance à cette particularité, qui tient uni-
« quement à l'exubérance des processus de réparation, et
« au retrait inégal des tissus tuméfiés, quand on opère
« immédiatement après l'accouchement. »

« Dans certains cas, le périnée très épais, une fois rompu,
laisse à découvert une surface triangulaire bilatérale,
étendue au point que la réunion vaginale ne saurait être
complétée dans un premier temps, sans que les tissus profonds de la région périnéale proprement dite ne le soient
simultanément. »

« Il pourrait arriver que la plaie vaginale parfaitement
réunie, la commissure vulvaire restaurée, le périnée reconstitué en tant qu'étendue de tissus, il restât entre l'anus
et la vulve une petite crypte pouvant loger un pois, ne communiquant ni avec le vagin, ni avec le rectum et formant
une fistule borgne, comme si l'on eût fait un trou d'un
centimètre de profondeur au centre du périnée en perfo-
rant de dehors en dedans. »

« Cet inconvénient ne compromet pas l'opération, mais
il faut pour le faire disparaître cautériser au nitrate d'argent cette petite cavité pendant plusieurs jours, ce qui re-
tarde la guérison. »

« Pour éviter cette réunion incomplète, il est indispensable
de rapprocher, par un premier plan de sutures profondes,

les surfaces opposées de la rigole profonde de la déchirure, en allant directement du vagin à l'anus. »

« On retourne ensuite au point de départ par un deuxième plan de sutures pratiquées en sens inverse dans la région moyenne des surfaces cruentées, et l'on termine par le dernier plan superficiel. Dans certains cas ce dernier plan est inutile et l'on se contente des deux premiers. »

Comme je l'ai indiqué déjà dans la description de la suture continue en spirale, il est bon d'arrêter le fil de temps en temps par un nœud.

Le pansement sera antiseptique et chaque jour on pratiquera des pulvérisations d'éther iodoformé sur la ligne de réunion; on aura soin de maintenir aussi le vagin dans un état d'asepsie parfaite.

— Grâce à ce procédé les accoucheurs peuvent aujourd'hui faire la réunion de la rupture du périnée immédiatement après l'accouchement. Les précautions antiseptiques dont on s'entoure rendent inoffensifs les liquides post-puerpéraux, et l'on bénéficie, pour la cicatrisation, de la vitalité de la plaie qui vient d'être accidentellement formée. Cette méthode a été déjà souvent appliquée avec succès.

4° RACCOURCISSEMENT DES LIGAMENTS RONDS

Dans les déviations de l'utérus, rétroversion, rétroflexion, ou prolapsus, les ligaments ronds sont forcément relâchés et allongés; aussi depuis longtemps le raccourcissement de ces ligaments a été indiqué comme moyen de guérison de ces positions anormales de l'utérus.

Déjà en 1840, Alquié, chirurgien de Montpellier, la discuta publiquement. C'est en 1881 seulement que Alexander, de Liverpool, la pratiqua pour la première fois, et en 1884 il publia un opuscule complet sur la question.

— Cette opération n'est pas encore acceptée couramment par les gynécologues; il semble cependant qu'il y a une tendance à la pratiquer comme le complément nécessaire de la colporrhaphie. A ce point de vue il est intéressant d'en décrire ici le manuel opératoire.

Manuel opéra-
toire.

On rase d'abord les poils du pubis, on dégraisse la peau avec de l'éther et on la lave avec la solution de sublimé au millième.

Ces précautions prises, on pratique une incision qui part de l'épine du pubis, dans la direction du canal inguinal. La longueur de l'incision variera de 5 à 8 centimètres, suivant l'embonpoint du sujet. On incisera couche par couche jusqu'à ce que l'on découvre le tendon brillant du muscle grand oblique.

Quand ce tendon apparaît au fond de la plaie, on y introduit le doigt à la recherche de l'anneau inguinal externe qui donne passage à l'extrémité du ligament rond. Ce ligament est quelquefois assez difficile à distinguer. Pour le trouver il faut bien écarter les bords de la plaie et on le reconnaît alors à sa forme arrondie, à ses fibres charnues généralement bien séparées des parties voisines. Le long de sa face antérieure se trouve le nerf génito-crural qui peut servir de point de repère.

Avant tout, on doit écarter avec des pinces le nerf génito-crural du ligament qui l'accompagne, de façon que la traction que l'on va pratiquer sur le ligament ne porte pas sur ce cordon nerveux dont la résistance est assez grande pour gêner l'opération.

On saisit alors le ligament avec les doigts ou avec une pince à mors larges et mousses, et, tout en faisant de légères tractions, on détache avec des ciseaux ses adhérences aux parties voisines.

Quand le cordon est bien isolé on fait la traction continue avec un effort bien égal, jusqu'à ce que l'on sente qu'il cède facilement, mais sans casser.

On peut à ce moment redresser l'utérus ou le repousser avec une sonde introduite dans sa cavité.

Si on le juge nécessaire on fera, aussitôt après, l'opération semblable de l'autre côté.

Quand l'utérus est ainsi relevé, on fixe les ligaments ronds au pilier de l'anneau inguinal, par quelques sutures

de catgut. On sectionne avec les ciseaux les extrémités su-
perflues des ligaments et la plaie cutanée est suturée; on
peut laissser un petit drain court à l'angle inférieur de la
plaie.

Quelques opérateurs ont la coutume de ne pas sectionner
les extrémités des ligaments attirées en dehors; ils les ren-
ferment sous la suture cutanée et obtiennent plus tard
une petite saillie cicatricielle dure qui peut consolider la
région.

On saupoudre la plaie avec de l'iodoforme, et l'on fait
par-dessus un pansement antiseptique. La malade garde
le repos, et les drains peuvent être enlevés le second jour.
— Le volume du ligament rond est d'habitude semblable
à celui d'une plume d'oie. Chez les femmes récemment
accouchées, il participe à l'hypertrophie générale des organes de la gestation et son volume est quatre fois plus gros.

— Cette opération complètement inoffensive a déjà donné
d'excellents résultats. On pourrait compter près de deux
cents cas dans la littérature médicale. Doléris a discuté et
résumé dans un mémoire très complet (*Nouvelles archives
d'obstétrique et de gynécologie*), puis dans diverses sociétés
savantes, les côtés avantageux, désavantageux et indiffé-
rents de l'opération. Après réserves, il conclut finalement
à son adoption, qui ne comporte aucun danger sérieux. On
trouve dans ce mémoire quantité de noms de chirurgiens
anglais, américains, partisans du raccourcissement des
ligaments ronds. En France l'opinion est plus réservée.
Duplay, Péan, Doléris, paraissent avoir été seuls à tenter la
nouvelle méthode. En Allemagne, Sœnger et Zeiss; en Rus-
sie, Matlaturcski, Heuszewski, Rjassenzew, Slawjanski, etc.

5° COMBINAISON DE LA COLPORRHAPHIE
AVEC LE RACCOURCISSEMENT DES LIGAMENTS RONDS

Dans les *Nouvelles Archives de gynécologie*, au mois de
juin de cette année, **Doléris** recommande le raccourcissement des ligaments ronds comme le complément rationnel

des opérations plastiques employées contre le prolapsus
utérin et contre les déviations compliquées de prolapsus.
Son but, en combinant les deux procédés opératoires, est
de relever l'utérus immédiatement après avoir restauré le
support pelvien. D'après cet auteur, la colporrhaphie seule
n'est parfois qu'un trompe-l'œil; si l'utérus ne fait plus saillie
hors de la vulve, il est quand même en prolapsus réel
dans le vagin et les accidents dus au tiraillement conti-
nuent à se produire, de même que les douleurs qui dépen-
dent du prolapsus des ovaires.

— Alexander avait déjà entrevu cette combinaison, à
propos du traitement de la cystocèle. Il laissait un intervalle de douze à quinze jours entre les deux actes opératoires, et ne pratiquait le raccourcissement des ligaments
ronds que lorsque la cicatrisation de la muqueuse vaginale
était obtenue.

Doléris critique cette manière de faire et propose le manuel opératoire suivant, qu'il a exécuté avec succès et qui
consiste à réunir les deux actes opératoires en un seul
Il l'exécute dans une séance unique, ainsi que j'ai pu le
constater en assistant à une opération de ce genre pratiquée par lui à l'hôpital Tenon.

« 1° Commencer la restauration complète et aussi par-
« faite que possible du plancher pelvien suivant la néces-
« sité; restaurer aussi le vagin en le rétrécissant sur la
« paroi qui est exubérante et relâchée. Donc, cure de la
« rectocèle et de la cystocèle. On peut abaisser le col uté-
« rin à volonté et la chose n'est ni douloureuse ni malaisée
« en raison même du prolapsus.

« 2° Raccourcir un seul ligament rond mais porter le
« raccourcissement à sa limite extrême : 8 à 10 centi-
« mètres. S'assurer que l'utérus est bien remis en place;
« terminer l'opération du côté de l'aine et procéder au
« pansement.

« L'auteur est convaincu que le raccourcissement d'un
« seul ligament suffit; de nombreuses observations le
« prouvent, soit que l'on ait échoué dans la recherche du
« second, soit que la suppuration ait déterminé le relâche-

« ment des ligatures d'un côté. De plus, ce procédé permet
« de recourir plus tard, si la nécessité s'en fait sentir, au
« raccourcissement du second ligament; il assure l'éléva-
« tion de l'utérus aussi complètement qu'on peut le désirer,
« ce dont on s'assure par le toucher combiné au palper.
« Il soustrait suffisamment la matrice à l'action de la
« pression abdominale, puisqu'il l'accole à la paroi pel-
« vienne; il la dévie sur le côté de la vessie et il la sous-
« trait aux effets de l'ampliation de ce réservoir, le ligament
« non raccourci devant supporter seul la charge de céder
« à cette ampliation, car seul il est en rapport direct avec
« la paroi vésicale postérieure.

« 3° Assurer le maintien de l'utérus, non pas par un
« pessaire, mais par un tamponnement bien fait avec de
« la gaze iodoformée, qui restera en place huit jours pour
« être remplacé au bout de ce temps par un autre sem-
« blable. La cicatrisation sera alors complète ou à peu
« près, du côté du vagin ; elle le sera beaucoup plus tôt du
« côté de la plaie inguinale. On pourra prolonger le tam-
« ponnement, si l'on veut, ou placer un pessaire à tige
« qui sera facilement supporté, tandis qu'il eût fallu s'en
« passer si l'on eût opéré à la façon d'Alexander, vu que
« l'on aurait couru la chance d'une réparation difficile des
« plaies vaginales en présence de ce corps étranger. »

— Avant d'entreprendre l'opération d'Alexander, il est
indispensable d'examiner si l'utérus n'a pas contracté dans
le bassin des adhérences qui rendraient toutes les tentatives de relèvement inutiles. La mobilité de l'utérus sera
donc constatée par le palper manuel abdominal, combiné
avec des tractions que l'on fera sur le col à l'aide de la
pince de Museux.

CHAPITRE VI

1° OVARIOTOMIE

Comme je l'ai indiqué plus haut, les études récentes de *Poupinel* en France et de *Cohn* en Allemagne ont démontré la fréquence de la malignité des tumeurs de l'ovaire. Sur 600 ovariotomies, *Cohn* a trouvé 100 cas dans lesquels le kyste était le siège d'un néoplasme malin. La tendance à la récidive de l'autre ovaire est de plus en plus démontrée.

Le plus souvent, le type de la tumeur est l'épithélioma.

Il est par conséquent indiqué d'extirper de bonne heure les tumeurs de l'ovaire; il est difficile en effet de certifier d'avance si elles sont de nature bénigne ou de nature maligne, et dans ce dernier cas la temporisation peut être fatale à la malade.

Le manuel opératoire de l'ovariotomie n'a pas sensiblement changé pendant ces dernières années. La modification principale porte sur l'abandon du traitement extra-péritonéal du pédicule.

Le traitement intra-péritonéal du pédicule est aujourd'hui accepté par la grande majorité des chirurgiens; — l'emploi de la grosse soie pour les sutures et les ligatures fait disparaître toute crainte d'hémorrhagie secondaire du pédicule. L'antisepsie est assurée par l'application de l'iodoforme et par la cautérisation au fer rouge.

Dans ces conditions, on comprend qu'il y a tout avantage

à renfermer le pédicule dans la cavité abdominale suturée; de cette façon, l'on évite bien des complications et la cicatrisation de la paroi est beaucoup plus rapide.

— Cette pratique ne diffère pas sensiblement de celle que j'ai décrite pour le traitement du pédicule dans la myomotomie; il est donc inutile de décrire de nouveau cette opération. Cependant il est bon de noter, encore une fois, la tendance des chirurgiens à opérer de bonne heure toutes les tumeurs de l'ovaire, parce que ces tumeurs contractent toujours à la longue la tendance à devenir malignes.

— Dans ces derniers temps, on a pratiqué l'ovariotomie pour des cas de névralgie douloureuse rebelle de l'ovaire; cette opération n'offre rien de particulier à décrire. Il est bon toutefois de noter que, dans certains cas de kystes trop adhérents, Péan, Munde, Terrier, etc., pratiquent le drainage extérieur de la tumeur, dont la portion qui n'a pu être enlevée reste fixée à la partie abdominale par des sutures.

— J'ai vu chez Kœberlé un procédé de drainage de la cavité péritonéale qui met celle-ci à l'abri du contact de l'air : le tube à drainage est fenêtré seulement dans la partie qui plonge dans la cavité péritonéale; l'ouverture par laquelle il y pénètre entoure exactement le tube et elle est constamment saupoudrée et comme lutée d'iodoforme. La partie extérieure du tube est assez longue pour que l'ouverture du bout libre plonge complètement et d'une façon constante dans un liquide antiseptique composé d'un mélange de solution de sublimé et d'acide phénique. De cette façon, les liquides intra-péritonéaux peuvent s'écouler librement à l'extérieur par ce syphon, sans que jamais la cavité soit mise en contact avec l'air. Les liquides qui s'écoulent par ce tube n'ont jamais de mauvaise odeur.

2° CASTRATION DE LA FEMME

Opération de Batley. — Depuis quelques années, l'ablation des ovaires est entrée dans la pratique chirurgicale en France et en Allemagne. Hegar et Batley la pratiquent pour amener à bref délai la ménopause qui, on le sait, entraîne avec elle l'atrophie des organes génitaux et, par suite, la disparition ou l'amoindrissement des désordres dont ils pourraient être le siège :

Les indications précises de l'oophorectomie ont été posées par Tissier dans un travail inspiré par le professeur Duplay. (*Castration de la femme*, thèse, Paris, 1885.)

Ces indications sont :

1º DYSMÉNORRHÉE CONGESTIVE : hémorrhagies graves mettant la vie en danger, incoercibles, liées particulièrement à l'existence des fibromes interstitiels. Sur 172 opérations, il y a eu 25 morts ; dans presque tous les autres cas les hémorrhagies ont cessé et les tumeurs ont diminué.

2º DYSMÉNORRHÉE OBSTRUCTIVE : Arrêt de développement des organes génitaux, atrésies vulvaire, vaginale, — cervicale, avec douleurs intolérables aux époques. Sur 19 castrations, 3 morts.

3º DYSMÉNORRHÉE NERVEUSE : Névralgies irradiées, excessivement douloureuses pendant les règles, avec attaques convulsives ou syncopes, et liées à des affections chroniques des trompes ou des ovaires.

Comme on le voit, l'indication capitale de la *castration* est l'existence d'états pathologiques liés au processus menstruel.

Elle ne devra être pratiquée que si l'âge de la ménopause n'est pas trop prochain, quand on aura épuisé tous les autres modes de traitement et enfin avec le consentement de la malade que l'on préviendra que cette opération amène une stérilité irrémédiable.

La laparotomie est le procédé que l'on choisit de préférence, parce qu'elle permet d'enlever avec les ovaires les pavillons des trompes. Le manuel opératoire employé sera, à peu de chose près, le même que celui que j'ai indiqué dans la salpingotomie. Cette opération est à peu près dépourvue de danger quand elle est pratiquée avec l'application rigoureuse de la méthode antiseptique, et elle n'offre des difficultés que lorsque l'ovaire a contracté des adhérences solides.

On enlèvera, en même temps que les deux ovaires, les deux oviductes pour être bien sûr de produire la ménopause prématurée.

3° SALPINGOTOMIE

On donne ce nom à l'opération qui a pour but d'aller chercher dans le bassin, pour les enlever, les trompes malades rebelles au traitement thérapeutique.

Elle trouve des indications dans certains cas :

1° D'hydrosalpinx ;

2° D'hémorrhagie tubaire ;

3° De salpingite purulente ;

4° De néoplasme des trompes.

Celle de ces affections pour laquelle elle est le plus souvent indiquée est la salpingite purulente ou catarrhale.

Jusqu'à ce jour, en effet, il paraît certain que la salpingite purulente ou catarrhale ne peut pas être sensiblement modifiée par les topiques portés de l'extérieur.

Cependant, les femmes qui sont atteintes de cette affection traînent une vie misérable. Les douleurs violentes persistent constamment, augmentant sous chaque effort, et à chaque période menstruelle. — Tout travail physique et tout exercice même modéré deviennent impossibles.

Le caractère s'attriste, la nutrition souffre de plus en plus ; la déchéance organique augmente chaque jour et l'existence va se consumant dans des douleurs continuelles.

En même temps l'état local s'aggrave davantage. — De la trompe, l'inflammation chemine vers les organes voisins, soit par la muqueuse du conduit, soit au travers de ses parois. Le péritoine se prend et se recouvre de dépôts fibrineux qui le rendent adhérent aux organes annexes de l'utérus.

Ce tableau désolant de la marche de cette maladie a engagé les chirurgiens à intervenir pour proposer la cure radicale de cette affection.

Le diagnostic précis du degré d'inflammation et d'adhérence des organes voisins de la trompe sera le premier point à établir soigneusement avant de rien entreprendre, et pour cela, la palpation bi-manuelle sera d'un grand secours.

Quand on aura constaté l'indication de l'opération, on pratiquera la laparotomie avec les précautions antiseptiques les plus minutieuses.

Le plus souvent, la salpingite est d'origine blennorrhagique; par conséquent le pus contenu dans les trompes est puissamment infectieux.

Il faut donc éviter que ce pus se répande dans le péritoine au moment de couper entre deux ligatures la trompe malade, et prévenir la péritonite septique par l'application du sublimé en solution forte.

Cette opération, qui n'est pas encore entrée dans la pratique courante de la chirurgie, est recommandée par Lawson Tait, Léopold, de Dresde, Schrœder, de Berlin, Bantock, Martin, etc.

Pour ma part, je crois que la dilatation de l'utérus, telle qu'on peut la pratiquer par la méthode du professeur Vulliet, permettra, dans beaucoup de cas, de modifier directement par des topiques appropriés la muqueuse des trompes et rendra plus rare l'indication de la salpingotomie.

TRAITEMENT GÉNÉRAL DES OPÉRÉES

La femme qui doit subir une opération de la parotomie ou d'hystérectomie totale prend, la veille de l'opération, une purgation d'huile de ricin.

Le matin de l'opération, on lui donne un grand bain chaud, autant que possible antiseptique.

Quelques heures avant l'opération, on lui fait prendre un paquet de 1 gramme de sous-nitrate de bismuth afin de prévenir le tympanisme.

— L'alimentation à la suite de l'opération est la suivante (Clinique de Schrœder) :

— Nulle le premier jour, afin d'éviter complètement les efforts de vomissements si fréquents après une narcose prolongée par le chloroforme.

— Le deuxième jour : thé chaud, cognac, vin rouge, lait, bouillon.

— Le troisième et le quatrième jour : viande râpée.

— Les sutures du vagin ou de la paroi de l'abdomen sont enlevées par moitié en intercalant la première moitié le dixième jour, la seconde moitié le douzième.

— Généralement c'est le seizième jour que la malade se lève du lit.

— Grâce au bismuth, il n'y a d'évacuation de gaz que le troisième jour et, huit jours après l'opération, on peut solliciter l'évacuation intestinale.

CHAPITRE VII

OPÉRATIONS SUR L'APPAREIL DIGESTIF

HÉMORRHOÏDES

Toutes les fois que les hémorrhoïdes provoquent des hémorrhagies qui peuvent affaiblir le malade, qu'elles occasionnent des troubles nerveux ou qu'elles sont le siège d'une inflammation périodique, on doit les opérer. On a proposé de nombreux procédés pour les détruire.

Je ne citerai que pour mémoire toute la série des caustiques employés.

De tous les caustiques, le meilleur est l'acide nitrique fumant, dont l'action est très efficace quand on l'emploie au début de l'affection.

On se sert, pour l'appliquer, d'un bout d'allumette qu'on laisse tremper quelques secondes dans l'acide nitrique fumant de façon à bien imprégner le bois.

On essuie l'allumette pour qu'il ne se produise pas de bavure et on l'applique assez longuement sur la surface de l'hémorrhoïde, qui blanchit aussitôt.

Cette cautérisation se renouvelle de trois en trois jours et, au bout de quelque temps, la tumeur touchée s'affaisse et disparaît. Il faut avoir soin de ne toucher qu'une tumeur à la fois, afin que si l'inflammation consécutive produit du gonflement, il n'y ait pas pour cela obstruction de l'anus.

J'ai employé avec les meilleurs résultats l'injection d'un mélange d'*acide phénique* et d'*huile d'olive*, faite dans la tumeur même.

Il suffit d'instiller, avec une seringue à injection hypodermique, quatre à six gouttes de ce mélange dans la tumeur, pour que celle-ci se flétrisse et sèche rapidement.

Ce procédé n'est pas douloureux et n'expose le malade à aucun danger.

Billroth emploie la ligature élastique dans tous les cas où la tumeur est pédiculée. *Ligature.*

Il fait au préalable l'antisepsie bien complète de la tumeur, et enserre son pédicule dans un petit tube de caoutchouc brun, du calibre n° 10 de la filière française, conservé dans la glycérine phéniquée.

Matin et soir on fait l'application de gaze iodoformée pour maintenir l'antisepsie.

Trois jours suffisent pour que l'hémorrhoïde se dessèche et tombe.

Cette constriction n'est pas dangereuse ni douloureuse, quand l'antisepsie est pratiquée soigneusement. Il convient de l'employer chez les malades pusillanimes qui redoutent une opération ou chez ceux auxquels on ne doit pas administrer le chloroforme.

Verneuil a démontré que dans la plupart des cas les hémorrhoïdes sont liées à une constriction spasmodique du sphincter de l'anus, constriction qui empêche le retour en haut du sang contenu dans la partie des veines qui se trouve au-dessous du sphincter. *Dilatation forcée.*

Il se contente, pour les guérir, de faire l'opération de la fissure à l'anus, c'est-à-dire la dilatation forcée des fibres du sphincter.

La constriction disparaissant, le cours du sang est rétabli et les tumeurs disparaissent.

Ce procédé est rapide, mais, s'il empêche la stase du sang dans les anses des veines hémorrhoïdales, il ne détruit pas les tissus déjà hypertrophiés qui existaient au moment de l'opération et le malade n'est pas complètement satisfait.

Depuis plusieurs années, j'emploie avec succès une méthode qui ne présente aucun danger et procure rapidement la cure radicale des hémorrhoïdes.

Opération.

La veille de l'opération, je donne au malade un purgatif salin, et, deux heures avant de l'opérer, il prend deux ou trois lavements d'eau tiède pour bien vider son rectum.

Le malade couché sur le côté gauche ou droit, selon la position occupée par les tumeurs, est chloroformé.

A l'aide d'un irrigateur à canule allongée on fait dans le rectum un lavage antiseptique très soigneux avec une solution boriquée à 3 pour 100.

Le pourtour de l'anus est rasé puis soigneusement dégraissé avec de l'éther. A l'aide de pinces dont les mors ont la forme d'un anneau flexible de la grandeur d'une

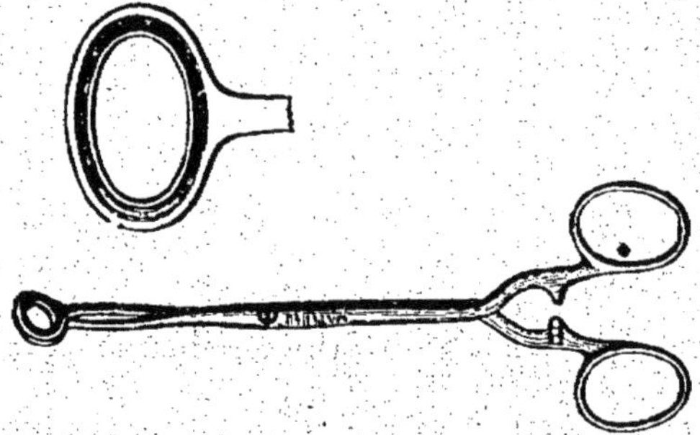

Fig. 38. — Pinces pour attirer les hémorrhoïdes internes.

pièce de cinq centimes (fig. 38), on saisit une des tumeurs hémorrhoïdales le plus haut possible sur la muqueuse rectale et on l'attire en dehors de l'anus.

Par un léger mouvement de torsion on tâche de pédiculiser la base de la tumeur. On saisit ce pédicule le plus près possible de la paroi entre les mors d'un clamp spécial.

Ce clamp, large environ de deux travers de doigt, est doublé sur une de ses faces d'une lame d'ivoire.

Cette lame d'ivoire, qui est un mauvais conducteur de la chaleur, sert à préserver les tissus placés sous le clamp au moment où l'on cautérise le pédicule.

Les mors sont striés et portent près de leur base une petite cheville de métal qui pénètre dans le pédicule et empêche la tumeur d'échapper à la pression.

Les branches du clamp sont munies d'une crémaillère à écrou qui permet de maintenir facilement le degré de constriction que l'on veut obtenir avec les mors (fig. 39).

Ce clamp est placé, comme je l'ai dit, sur la base de la tumeur et dans le sens de la longueur du rectum.

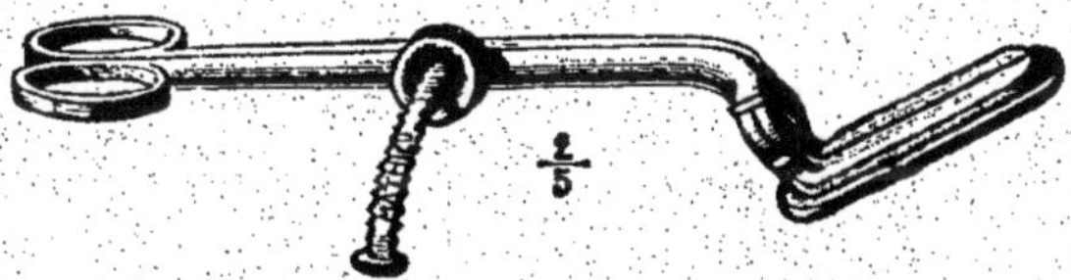

Fig. 39. — Clamp destiné à serrer le pédicule des hémorrhoïdes pendant la cautérisation.

On le serre suffisamment, pour bien assurer l'hémostase de la tumeur que l'on excise ensuite avec les ciseaux à un demi-centimètre environ de la face extérieure du clamp.

Avec le couteau du thermocautère Paquelin chauffé au rouge cerise, on cautérise la surface de section du pédicule.

Cette cautérisation doit être faite lentement, avec le plus grand soin, en évitant le rouge blanc, de façon à produire une véritable coction du pédicule.

La température du rouge blanc a en effet l'inconvénient de sectionner trop nettement les tissus, et il peut alors se produire à sa suite des hémorrhagies secondaires assez graves.

— Quand on juge la cautérisation suffisante pour que l'hémostase soit bien complète, on desserre un peu le clamp; si, à ce moment, il se fait encore un suintement de sang sur un point du pédicule, on le cautérise de nouveau jusqu'à ce que l'hémostase soit bien parfaite.

On saisit les unes après les autres toutes les tumeurs et on les excise de la même façon.

Quand toutes les tumeurs ont été enlevées, on lave soigneusement les pédicules et la muqueuse rectale, on saupoudre d'un peu d'iodoforme et l'on remet le tout dans le rectum.

Aussitôt après, on donne au malade un petit lavement d'amidon et de laudanum composé comme suit :

```
Eau . . . . . . . . . . . . . . . . . . . .  30 gram.
Laudanum . . . . . . . . . . . . . . . . .    1    —
Sous-nitrate de bismuth. . . . . . . . .     2    —
```

On place dans la gouttière interfessière un fort tampon d'ouate, sur lequel on fera une compression constante qui suffit à empêcher les ténesmes consécutifs à l'opération.

Le malade prendra des pilules d'extrait thébaïque à la dose de 1 pilule de 1 centigramme toutes les deux heures pour bien maintenir la constipation.

On évitera les flatulences, en administrant au malade un peu de sous-nitrate de bismuth.

Il n'est pas nécessaire de faire d'autre pansement; il suffit de changer tous les deux jours le tampon d'ouate.

Le septième jour, on donne au malade un peu d'huile de ricin et, quand il éprouve le besoin d'évacuer, il prend un lavement huileux pour faciliter le premier passage des matières dures accumulées pendant la constipation.

Dès le second jour le malade peut se lever, et à la fin d'une semaine la guérison est complète.

Ce procédé a sur les autres de nombreux avantages que je tiens à bien mettre en lumière.

1° Il est rapide; — l'opération n'offre pas de difficulté et elle est sans danger.

2° En prenant, comme je l'ai indiqué, la précaution de placer le clamp dans le sens de la longueur de l'intestin, on pourra faire autant d'excisions que cela sera nécessaire, sans avoir à redouter les rétrécissements consécutifs, comme cela arrive quand on pratique l'incision circulaire de la muqueuse anale.

Les incisions pratiquées selon ce procédé seront toutes perpendiculaires à l'anneau du sphincter et bien séparées les unes des autres.

Si la cautérisation est faite avec le fer chauffé au rouge sombre, il n'y a jamais d'hémorrhagie secondaire. Enfin, cette méthode débarrasse immédiatement et d'une façon radicale le malade de ses tumeurs hémorrhoïdales, car le tissu inodulaire qui se forme autour des cicatrices est une garantie contre la récidive.

J'ai pratiqué pendant les six dernières années environ quatre-vingts opérations d'hémorrhoïdes par ce procédé, je n'ai jamais observé chez aucun malade ni fièvre ni accident d'aucune sorte, et jusqu'à ce jour je n'ai pas eu à constater de récidive.

Après le septième jour, les malades sont rendus à leurs occupations ordinaires.

Pour les malades qui ne doivent pas être chloroformés on peut pratiquer l'opération par ce même procédé, en ayant soin de faire autour de la marge de l'anus une série d'injections sous-cutanées avec une solution de chlorhydrate de cocaïne à deux pour cent.

Ces injections seront faites à un centimètre environ de la muqueuse et en plein tissu cellulaire, et sept ou huit minutes avant de commencer l'opération.

La sensibilité est ainsi très diminuée et l'opération rendue possible sans l'administration du chloroforme.

RECTOTOMIE

La rectotomie est employée plus fréquemment depuis quelques années, comme un des moyens du traitement palliatif du cancer du rectum, compliqué de rétrécissement. Deux procédés sont généralement usités : la rectotomie *postérieure* proprement dite et la rectotomie *linéaire*.

Rectotomie postérieure. — *Ce procédé, qui est dû au professeur Panas*, se pratique à l'aide du thermocautère.

Le malade est placé dans la position de la taille.

On introduit dans le rectum, préalablement nettoyé avec une solution antiseptique, un gorgeret de bois qu'on pousse jusqu'au niveau du rétrécissement pour écarter la paroi antérieure du rectum.

Avec le couteau du thermocautère, on incise lentement et couche par couche la paroi postérieure de l'intestin et les parties molles sur la ligne médiane, depuis l'orifice de l'anus jusqu'au niveau du rétrécissement, qui remonte parfois jusqu'au coccyx.

Quand on arrive à ce point, on introduit dans le rétrécissement une sonde cannelée qui sert à guider le couteau du thermocautère pour couper le rétrécissement.

La plaie qui en résulte est assez large pour permettre de bien voir si le rétrécissement est suffisamment incisé.

La plaie saupoudrée d'iodoforme est recouverte de gaze iodoformée, et les eschares se détacheront d'elles-mêmes.

Rectotomie linéaire. — M. *Verneuil* indique un autre procédé dans lequel l'incision est faite avec l'écraseur.

On introduit dans le rectum l'index gauche jusqu'au-dessus du rétrécissement ; — on enfonce, à un centimètre et demi en avant de la pointe du coccyx un trocart courbe de Chassaignac, que l'on dirige de façon à sortir dans le rectum, au-dessus du point rétréci.

Le doigt introduit dans le rectum sent la pointe du trocart et le fait basculer avec force de manière à faire sortir sa pointe par l'anus sans blesser les autres parois.

Quand le rétrécissement est trop étroit pour laisser introduire le doigt, on introduit dans le rectum une gouttière creuse, ou la canule d'un trocart plus volumineux que celui qui a fait la ponction, afin d'y recevoir la pointe de ce dernier et le guider hors de l'anus.

On passe dans la canule de ce dernier trocart un fil très fort qui entraîne la chaîne de l'écraseur, et l'on serre alors de façon à faire marcher l'instrument d'un cran, par quart de minute.

On pansera comme dans le procédé de Panas.

Rectotomie dans le **rétrécissement syphilitique**. — La nature *syphilitique* du rétrécissement n'est pas une contre-indication à la rectotomie.

J'ai vu, dans la clinique du professeur *Albert*, de Vienne, une femme chez laquelle la constriction du rectum, due à un rétrécissement syphilitique, avait amené de sérieuses difficultés dans l'évacuation, ce qui provoquait des accidents inflammatoires du côté de l'intestin.

Malgré le caractère franchement syphilitique de ces lésions, le chirurgien n'avait pas hésité à débrider le rétrécissement.

Les accidents inflammatoires avaient cédé, et les lésions étaient en pleine voie de guérison, grâce à un traitement antisyphilitique qui réussissait d'autant mieux que l'état général de la malade était devenu plus satisfaisant à la suite de l'opération.

GASTROTOMIE

Cette opération, dont l'utilité est contestée dans les rétrécissements de l'œsophage dus au cancer, est pratiquée assez fréquemment aujourd'hui et avec succès, aussi bien pour l'extraction des corps étrangers de l'estomac que pour nourrir les malades dans les cas de rétrécissements infranchissables de l'œsophage formés par une cicatrice.

Dans ces derniers cas, la gastrotomie peut rendre en effet des services inespérés.

J'ai vu, dans le service du Dʳ Albert, de Vienne, un malade qui, à la suite de l'ingestion d'un caustique, avait un rétrécissement de l'œsophage qui ne permettait plus l'introduction d'aucun aliment même liquide.

Au moment où ce malade fut amené au professeur Albert, il était dans un état d'affaiblissement complet et présentait les phénomènes convulsifs de l'inanition.

Immédiatement le chirurgien se mit en demeure de pratiquer en deux séances la fistule stomacale.

Il passa d'abord les points de suture destinés à faire adhérer les parois du péritoine, mais l'état d'affaiblissement du malade était tel qu'il n'aurait pas été prudent d'attendre que l'adhésion fût complète.

Il pratiqua donc de suite l'ouverture du péritoine et de la poche stomacale pour alimenter son malade par cette voie. L'aliment injecté d'abord fut du lait.

Quelques jours après, on pratiqua à différentes reprises des tentatives de cathétérisme du conduit œsophagien, qui échouèrent.

Il fallut chloroformer le malade pour pouvoir introduire, après beaucoup de difficultés, par la voie buccale, une longue tige métallique flexible du diamètre du n° 6 de la filière française.

Cette tige fit alors saillie à l'orifice cardiaque dans l'estomac, où on put la saisir par une pince pour la tirer au dehors.

Ce premier cathétérisme, qui n'avait pu être pratiqué avec succès que neuf mois après l'accident, démontra l'existence d'un rétrécissement en chapelet qui occupait toute la longueur de l'œsophage.

Depuis ce premier cathétérisme, qui avait eu lieu quatre semaines avant que je pusse voir le malade, le chirurgien était arrivé à passer le n° 8 et le cathétérisme se pratiquait sans chloroforme.

Le malade passait lui-même une assez grande partie de cette sonde à travers son rétrécissement; il était du reste complètement remis de son affaiblissement, il avait engraissé notablement et sa santé générale était parfaite.

Dans ce même service du professeur Albert, j'ai vu un autre malade opéré dans des conditions semblables.

Ce dernier est arrivé à dilater graduellement son rétrécissement, au point de passer dans l'œsophage une sonde grosse comme le pouce. Ce malade, qui a été opéré il y a deux ans environ, maintient le calibre du conduit, en y passant une grosse sonde, tous les deux en deux mois.

J'ai cité ces deux observations pour montrer que la gastrotomie peut rendre de grands services et sauver véritablement la vie aux malades dans certains cas spéciaux.

Cette opération a été pratiquée également dans des cas où l'obstruction est due à des tumeurs de l'œsophage.

Le moindre service qu'elle ait rendu a été de donner une survie considérable aux malades.

Quel que soit en effet le pronostic éloigné de cette opération, ce qui domine dans beaucoup de cas où l'inanition est le symptôme principal et menaçant, c'est la nécessité d'intervenir immédiatement pour assurer à tout prix l'alimentation.

Méthode opératoire.

Le malade étant étendu sur le dos, on l'endort avec le chloroforme, après lui avoir fait au préalable une injection sous-cutanée de morphine, afin d'éviter les mouvements spasmodiques de l'estomac, qui pourraient gêner au cours de l'opération ou tirailler les sutures ensuite.

Labbé conseille de tracer une première ligne à 1 centimètre au-dessous des fausses côtes gauches et parallèlement à elles.

Il trace une seconde ligne allant du cartilage de la neuvième côte droite au cartilage de la neuvième côte gauche.

C'est au point d'intersection de ces deux lignes qu'il convient de commencer une incision sur le trajet de la première ligne marquée, incision que l'on prolonge en haut de 4 à 6 centimètres.

On incise, couche par couche, l'épaisseur de la paroi abdominale jusqu'au péritoine, que l'on soulève délicatement avec une pince pour y faire une petite ouverture par laquelle on passe la sonde cannelée.

Sur cette sonde, on incise le péritoine dans toute l'étendue de la plaie.

On cherche alors à reconnaître la paroi stomacale, ce qui n'est pas toujours facile. Pour y réussir, le mieux est d'aller de suite accrocher avec l'index la petite courbure de l'estomac, afin de s'orienter ; puis, à l'aide d'une pince portée le plus près possible du cardia, on saisit la face antérieure de l'estomac et on l'amène doucement au dehors.

Le côlon transverse vient souvent se présenter à l'ouverture et on pourrait le confondre avec l'estomac ; on le reconnaît à ses bosselures et à ses appendices épiploïques.

On fait maintenir avec une érigne la portion herniée et, après avoir rétréci l'incision abdominale par des points de fil d'argent, on fixe l'estomac à la plaie en enfonçant une aiguille fine, bien courbe, armée d'un fil, dans la paroi de l'estomac.

Cette aiguille est dirigée dans la cavité stomacale de façon à ressortir à un centimètre et demi du bord de la plaie en traversant la peau.

On passe, de la même façon, une seconde suture du côté opposé, et l'on continue ainsi à faire autant de sutures qu'il est nécessaire, sur tout le pourtour de l'incision.

Quand tous les fils sont passés, on les fixe solidement en les nouant.

La suture terminée, on fait à la paroi stomacale une petite incision dans laquelle on introduit à frottement une sonde de caoutchouc rouge du n° 20 de la filière française.

La pénétration de cette sonde est limitée par un fil d'argent qui traverse d'une part le caoutchouc et, d'autre part, est accroché à l'une des sutures de la paroi abdominale.

Le pansement consistera en application d'une couche épaisse de gaze iodoformée, de quelques lames de coton hydrophile, et on maintiendra le tout par un bandage de corps modérément serré.

La réunion s'effectue par première intention, mais il est important, pour l'obtenir sans incident fâcheux, d'appliquer constamment de la vaseline boriquée sur les bords de la plaie, afin d'empêcher l'irritation que peut produire le contact du suc gastrique, qui s'écoule par la fistule.

Quand on a seulement pour but d'extraire un corps étranger, il est inutile de mettre un tube dans la plaie ; on l'abandonne au contraire à elle-même et elle s'oblitère spontanément.

Quand la gastrotomie a été pratiquée pour faire l'alimentation, on peut remplacer ce tube par une canule double qui se fixe en dehors, à l'aide de liens passés dans ses anneaux. Grâce à son double tube, on peut facilement nettoyer la canule.

Dans l'intervalle des repas, on ferme le tube à l'aide d'un fausset, et l'on place sur la fistule une lame de coton maintenue par un bandage de corps.

Telle est la technique généralement employée pour la gastrotomie.

On comprend cependant que la situation du point sur lequel doit se faire l'incision ne sera pas constante. Elle variera dans une limite restreinte, selon que l'on aura affaire à des sujets qui ont un thorax moyen, large ou étroit. _{Choix du point à inciser.}

Ces indications ont été données par le docteur Larger au congrès français de chirurgie de l'année 1885.

Chez un adulte dont la poitrine est d'une largeur moyenne, le point d'élection est situé au niveau ou à un travers de doigt environ au-dessous de la pointe de l'apophyse xiphoïde.

Chez les individus à thorax étroit et surtout chez les femmes, le point s'abaisse à 2, 3 et, exceptionnellement, à 4 travers de doigt au-dessous de la pointe xiphoïdienne.

Enfin, chez les individus robustes à thorax très large, ce point se trouve notablement au-dessus de la pointe du xiphoïde, au sommet de l'angle formé par la base de cet os et le cartilage des côtes.

Chez les individus à thorax large et moyen, en faisant une incision longue de 3 travers de doigt environ, à partir du creux xiphoïdo-costal, on arrivera certainement sur le point indiqué; tandis que chez les sujets à thorax étroit, l'incision devra partir de 1 et demi à 2 travers de doigt au-dessous du niveau de la pointe xiphoïdienne.

Si l'on constate l'hypertrophie du foie, l'incision sera pratiquée un peu plus bas.

L'estomac, d'après ces données, devra être recherché avec le doigt, de *haut en bas* et non pas de *bas en haut*, comme on a coutume de faire dans la méthode de Labbé.

Dans ce procédé, la paroi de l'estomac se présente avec plus de facilité à l'ouverture pratiquée sur la paroi de l'abdomen.

CURE RADICALE DES HERNIES

L'innocuité relative de l'ouverture de la cavité péritonéale, sous le spray, a décidé les chirurgiens à pratiquer l'ablation complète du sac herniaire pour la cure radicale de certaines hernies, ou simplement pour faciliter le maintien de la réduction de la tumeur, dans des cas où son volume et la difficulté de la réduire la rendent très gênante pour le malade.

Aujourd'hui, l'ablation du sac est le complément obligatoire de l'opération de la hernie étranglée et personne n'en conteste l'opportunité.

Il n'en est pas de même pour l'opération qui s'adresse à la hernie non étranglée ; beaucoup de chirurgiens discutent encore la légitimité de cette intervention chirurgicale.

Pour ma part, je crois qu'en effet l'on doit restreindre cette opération aux cas où la tumeur devient une gêne insupportable pour le malade ou une menace constante d'étranglement.

Certains symptômes nerveux, provoqués par les tiraillements de la tumeur sont aussi une indication absolue à cette opération.

Il faut que les chirurgiens n'oublient pas que, si son *innocuité* est relativement assez grande, c'est à la condition qu'ils emploieront, avec la *rigueur* la plus absolue la *méthode antiseptique* sans laquelle cette opération ne doit pas être tentée.

Opération.

On incise la peau pour découvrir le sac, comme on a coutume de le faire dans la hernie étranglée.

Quand l'épiploon n'est pas adhérent, on réduit l'intestin avant d'ouvrir le sac ; si au contraire il y a des adhérences, on ouvre le sac pour réduire l'intestin et lier le pédicule de l'épiploon que l'on coupe au ras du nœud, avant de le réduire.

Quand le sac et l'intestin adhèrent, on les détache, ou, si cela n'est pas possible, on réduit le lambeau du sac avec l'intestin qui lui est adhérent.

On dissèque le sac des parties voisines, le plus possible, et jusque dans l'abdomen si on le peut.

On lie alors, par trois ou quatre points de suture au catgut et isolés, les parois du sac le plus près possible du collet et l'on excise le reste au-dessus des ligatures.

On place un gros drain dans la partie la plus déclive de la plaie, on suture la peau et on fait le pansement antiseptique.

Ce manuel opératoire diffère selon chaque chirurgien, à cause même de la variété des hernies.

L'extirpation du sac sera poursuivie le plus loin possible, car, si on laisse un infundibulum glissant, c'est une amorce pour une prochaine hernie qui se fera par ce point.

Il est donc nécessaire de pousser jusque dans l'abdomen l'extirpation du sac, et c'est là le temps délicat de l'opération.

On devra réunir, par une sorte de claie ou de reprise de couturière ces débris péritonéaux, à l'aide de ligatures perdues et enchevêtrées.

Il est aussi nécessaire de grouper contre le péritoine le plus de surface cruentée possible, de façon à obturer l'orifice de l'anneau et à diminuer l'écartement de ses bords.

Dans certains cas, cet orifice est si considérable, que, malgré toutes les précautions indiquées, la récidive est presque fatale. On peut essayer de la combattre par une sorte d'autoplastie, en constituant un bouchon solide à l'aide des tissus voisins.

Dans tous les cas, il est indispensable de soutenir plus ou moins longtemps la cicatrice par un bandage.

Certains opérés devront même porter ce bandage toute leur vie, mais ceux-là même qui peuvent être considérés comme ayant obtenu le résultat minimum de cette opéralion bénéficieront toutefois d'une réduction parfaite et facile des intestins dans la cavité abdominale.

La cure radicale des hernies est un procédé adopté généralement par les chirurgiens français de la jeune école. Je l'ai vu pratiquer à l'hôpital Bichat par le docteur Terrier. Le docteur Lucas-Championnière l'a pratiqué aussi.

Procédé de Schwalbe. — *Schwalbe* a publié, à Berlin, cinquante cas dans lesquels il a tenté la cure radicale des hernies par des *injections sous-cutanées d'alcool*. En différentes séances, il injecte chaque fois trois ou quatre seringues d'alcool entre la peau et le sac herniaire, en ayant bien soin d'éviter d'entrer dans les vaisseaux et dans le sac herniaire lui-même.

La réaction consécutive est très vive, sans cependant aller jamais jusqu'à la suppuration; elle laisse à sa suite une plaque de tissu conjonctif induré.

Ces injections, assez douloureuses, agissent peu dans les hernies crurales et dans les inguinales; elles sont efficaces surtout dans les hernies du nombril et de la ligne blanche.

L'oblitération produite par ce tissu conjonctif induré ferme assez bien l'orifice herniaire pour que tout bandage devienne inutile; néanmoins, les observations connues jusqu'ici sont trop récentes pour qu'on puisse se prononcer sur la persistance de la guérison obtenue par ce procédé.

1º CHOLÉCYSTOTOMIE

L'intervention chirurgicale dans certains cas de lithiase biliaire est d'origine française : il y a un siècle environ que J.-L. Petit eut l'idée d'ouvrir la vésicule biliaire pour en extraire les calculs.

Cette pratique a été reprise par Marion Sims, en 1878, et depuis par Th. Anger, Demarquay en France, Lawson Tait, Langenbuch à l'étranger.

Au Congrès chirurgical français de 1885, J. Bœckel, de Strasbourg, a bien établi les indications de cette opération;

d'après lui, on doit diviser en deux catégories les cas susceptibles d'être opérés :

1° Ceux où il existe une fistule biliaire ;

2° Ceux où la fistule fait défaut.

Dans le premier cas, le diagnostic de la nature calculeuse de l'affection est facile ; de plus il existe entre la paroi abdominale et la vésicule des adhérences qui mettent le péritoine hors de cause. Dans ce cas l'opération peut être considérée comme nettement indiquée et peu dangereuse.

Quand, au contraire, la fistule fait défaut, il sera plus difficile de préciser d'une façon certaine l'indication de l'opération.

Je vais essayer de définir ces indications autant que l'état actuel de nos connaissances chirurgicales peut le permettre.

Avant tout il est important de bien établir le diagnostic des calculs, ce qui n'est pas toujours facile. On a conseillé la palpation facilitée par le chloroforme ; ce moyen suffit généralement quand les calculs forment un volume considérable.

Dans d'autres cas, il est nécessaire de faire une acupuncture de la vésicule pour chercher à sentir les calculs avec l'aiguille ainsi introduite.

On fait aussi la ponction de la vésicule avec ou sans aspiration de la bile et, à l'aide d'un stylet introduit dans la canule, on va à la recherche du calcul ; cette dernière manœuvre est moins innocente que l'acupuncture et quelques chirurgiens préfèrent à tous ces moyens la laparotomie exploratrice pratiquée sur la ligne blanche.

Ce dernier moyen est plus sûr et tout aussi inoffensif, si l'on suit exactement les prescriptions de la méthode antiseptique.

Quel que soit le moyen de diagnostic employé, l'intervention chirurgicale est indiquée lorsque, chez un malade atteint manifestement de calculs biliaires, le traitement médical prolongé n'empêche pas l'ictère et la cachexie d'augmenter, que les selles restent blanches, que les crises douloureuses reviennent de temps à autre et que l'état général de la santé n'a pas encore altéré le terrain opératoire.

Dans certains cas, il n'y a ni ictère ni douleur, et cependant la cholécystotomie est encore indiquée si l'on sent une tumeur formée par la vésicule biliaire.

Enfin, l'opération est indiquée toutes les fois que :

1° L'obstruction du canal cholédoque amène les accidents classiques de la lithiase biliaire ;

2° Qu'il existe une obstruction du canal cystique qui produit l'hydropisie ou l'empyème de la vésicule.

Il est bon de savoir qu'il est parfois assez difficile de distinguer les tumeurs solides des tumeurs liquides, et l'on tiendra compte de cette difficulté dans la recherche du diagnostic.

Manuel opératoire.

Avant tout l'on fera l'antisepsie complète de la paroi abdominale.

Le malade sera chloroformé et on lui fera une injection de morphine pour empêcher autant que possible les vomissements.

La manière dont on pratique l'incision varie selon les chirurgiens. — Lawson Tait fait une incision verticale partant des côtes et allant sur la vésicule ; Musser et Kean incisent sur le centre de la tumeur parallèlement au bord des côtes ; Bernays pratique l'incision sur la ligne blanche pour arriver plus facilement sur les gros conduits biliaires, ce qui est utile quand le siège de l'obstruction n'est pas bien précisé.

Quoi qu'il en soit, on donne à l'incision une longueur de 8 centimètres environ, on place des pinces ou des ligatures sur les vaisseaux qui saignent, et, quand l'hémostase est assurée, on ouvre le péritoine.

On introduit alors deux doigts dans l'abdomen pour examiner la tumeur et les conduits biliaires.

On tente de repousser dans le duodénum ou de broyer avec les doigts les calculs contenus dans ces conduits.

Si la vésicule est distendue, on y fait une ponction aspiratrice, après l'avoir entourée en bas d'éponges phéniquées pour que la bile ne coule pas dans le péritoine.

On incise alors la vésicule sur une étendue de 2 à 3 centimètres, on reconnaît la position des calculs avec un stylet et on les extrait avec une pince.

On établit une fistule biliaire en suturant les parois de la vésicule à la paroi abdominale, on introduit un drain et l'on place un pansement antiseptique.

Vers le sixième ou le septième jour le tube à drainage est retiré et la plaie ne tarde pas à se fermer.

Bernays a fait construire une spatule particulière, en forme d'abaisse-langue, creusée d'une gouttière et portant à une extrémité un entonnoir muni d'un tube en caoutchouc pour recueillir la bile.

On place cet instrument à la base de la vésicule biliaire, de façon à repousser les intestins et à recueillir les liquides qui pourraient tomber sur le péritoine. Des éponges plates bien étalées autour de la vésicule peuvent remplacer cet instrument.

Au surplus le péritoine tolère parfaitement le contact de la bile et du mucus biliaire, et il ne faut pas s'effrayer s'il s'en écoule un peu sur lui pendant l'opération.

Si, au lieu de se fermer spontanément, la fistule persiste au bout de quelques semaines, c'est qu'on a laissé des calculs ou bien que le canal cholédoque est définitivement obstrué.

Dans le premier cas, il faut procéder à de nouvelles recherches du calcul; dans le second, il faut pratiquer de nouveau la laparotomie pour tenter le cathétérisme du canal cholédoque, et si, pour une raison quelconque, on ne désobstrue pas ce canal, il faut laisser persister la fistule.

Comme je l'ai signalé plus haut, l'organisme ne souffre pas du déversement direct de la bile hors de la vésicule biliaire.

Quelques chirurgiens, Gaston et Winiwarter, ont tenté,

dans un cas d'obstruction incurable du canal cholédoque, de rétablir le cours de la bile en créant une communication artificielle entre la vésicule et une anse intestinale, mais cette opération a été pratiquée trop rarement pour qu'on puisse porter sur elle un jugement définitif.

2° CHOLÉCYSTECTOMIE

Langenbuch, de Berlin, s'appuyant sur des faits connus de la genèse de la lithiase biliaire, a imaginé, pour combattre la reproduction des calculs, d'enlever complètement la vésicule qui est le siège de leur formation.

L'on sait en effet que la lithiase biliaire se produit lorsque la cholestérine en suspension dans la bile vient à se précipiter.

Cette précipitation est provoquée par la diminution de l'alcalinité de la bile, ou par certains états pathologiques des parois de la vésicule biliaire.

Dans certains cas, cette formation de calculs est due à un état de l'organisme dans lequel les oxydations sont diminuées.

Quoi qu'il en soit, il est démontré que, pour la presque totalité des cas de lithiase biliaire, c'est dans la vésicule, c'est-à-dire là où la bile stationne le plus longtemps, que les calculs se forment.

C'est donc la vésicule qui est le siège et l'origine du mal; de là pour *Langenbuch* l'indication de la cholécystectomie qui supprime complètement ce réservoir.

Depuis 1878, le professeur Vekenkel, de Bruxelles, a porté ses recherches sur ce point. Dans 6000 autopsies, il n'a pas constaté une seule fois la présence des calculs dans les conduits biliaires ni dans le canal cholédoque.

Manuel opératoire.

Cette opération est délicate et même difficile. Il importe beaucoup d'éviter les spasmes et les vomissements dus au chloroforme et pour cela on administrera, une heure avant l'opération, un lavement contenant un ou deux grammes de laudanum et deux à quatre grammes de chloral.

L'anesthésie étant ainsi assurée et les précautions antiseptiques rigoureusement observées, on procédera à l'opération, qui sera pratiquée dans une chambre dont la température sera maintenue à 30 degrés centigrades environ.

On trace d'abord une incision longue de 15 centimètres environ, suivant le bord externe du muscle abdominal droit, à un gros travers de doigt du rebord des côtes.

A trois travers de doigt des fausses côtes, et à partir de cette première incision, on en pratique une seconde transversale aux fibres du muscle, intéressant la peau, le tissu cellulaire et le muscle. Cette seconde incision doit avoir une étendue de 4 centimètres et donne à la plaie la forme d'un T renversé de côté, comme l'indique cette figure ⊢.

L'on détruit avec soin les adhérences du côlon avec le foie, et la vésicule apparaît sous la forme d'un tube arrondi, d'aspect rosé, mou, à parois épaisses et musculeuses.

L'on détruit alors très délicatement avec la pointe des ciseaux fermés ou par de très petites sections les connexions de la vésicule avec le foie et ses adhérences avec les organes voisins, duodénum, etc. — En même temps, on tarit le suintement veineux qui se fait, à l'aide de petits tampons d'ouate préparés au sublimé.

Quand on a ainsi bien isolé la vésicule et le canal cystique, on jette sur l'origine de ce dernier, au delà du collet, une première ligature en soie préparée au sublimé.

On place une seconde ligature de précaution un peu plus haut, en ayant soin de refouler la bile qui serait contenue entre les deux ligatures.

On pratique alors l'excision du réservoir entre ces deux ligatures et l'on a soin d'insinuer au préalable sous la vésicule une fine éponge ou la spatule à gouttière de Bernay, pour recueillir les quelques gouttes de bile qui pourraient s'échapper.

Les bords du canal sectionné sont ensuite suturés par un fil fin de soie sublimé. Robson conseille de ne pas laisser dans le ventre le bout suturé du canal cystique, mais de le fixer dans la plaie de la paroi abdominale.

— *On réunit alors les lèvres de la plaie abdominale*, soit par une seule suture, soit en réunissant celles du péritoine d'abord par du catgut fin et ensuite les muscles et la peau par du catgut plus fort ou simplement par la soie sublimée.

Le pansement se fait comme dans la laparotomie.

Les suites de l'opération sont fort simples et, après huit ou dix jours, le malade peut se lever.

Cette opération peut être considérée comme la cure radicale de la lithiase biliaire, dans les cas normaux, car pour que les calculs puissent se produire dans le canal hépatique, les conduits biliaires ou le foie, il faudrait qu'il y ait obstruction de l'une de ces voies, auquel cas le conduit obstrué serait dans les mêmes conditions que la vésicule biliaire pour faciliter la formation du calcul.

Dans le cas où, après avoir ouvert l'abdomen, on trouve le calcul dans le canal cholédoque, on peut ou l'écraser entre les doigts ou des pinces, ou bien inciser le canal, enlever le calcul et suturer les lèvres de la plaie.

CHAPITRE VIII

OPÉRATIONS SUR LES VOIES URINAIRES

1° Opérations pratiquées sur le rein.

NÉPHRECTOMIE

Cette opération, qui remonte à quelques années seulement, est aujourd'hui entrée définitivement dans la pratique chirurgicale. — Pour la pratiquer, on a le choix de deux procédés, l'un par la *voie lombaire*, l'autre par la *voie abdominale*.

Le premier, recommandé par MM. Trélat et Langenbuch, permet d'opérer en dehors de la cavité péritonéale; de plus la facilité avec laquelle on décolle le péritoine dans cette région fait que l'on peut enlever bien complètement l'atmosphère celluleuse qui entoure le rein malade, ce qui est d'une grande importance dans les tumeurs malignes du rein.

M. Terrier rejette le procédé de la voie lombaire parce qu'il oblige d'opérer dans une cavité profonde, où il est difficile de voir et d'agir. Il donne la préférence à la *voie abdominale*, qui est plus sûre et qui n'est guère plus dangereuse, si l'opérateur s'entoure de toutes les précautions antiseptiques.

M. Terrier a diminué les chances d'accidents du côté du péritoine en apportant à l'opération classique, par la *voie abdominale*, une modification qui, après l'opération, isole la cavité péritonéale du reste de la plaie et la met ainsi à l'écart des complications qui pourraient se produire dans la cavité laissée par le rein extirpé.

Je reviendrai sur ce point dans la description du procédé par la voie abdominale.

Néphrectomie lombaire. — Le sujet est couché sur le côté sain, presque sur le ventre. On savonne, dégraisse à l'éther et lave avec le sublimé au 1 pour 2000 les lombes et le dos.

On marque un point à 8 centimètres en dehors des apophyses épineuses lombaires, et l'on trace une ligne verticale passant par ce point, allant de la onzième côte à la crête iliaque.

On fait sur cette ligne une incision qui comprend du premier coup la peau, le tissu cellulo-graisseux, jusqu'à l'aponévrose sous-lombaire postérieure.

Cette incision est poursuivie profondément sur le côté externe de la masse musculaire.

Avec des écarteurs on refoule ces muscles en dedans, et on découvre l'aponévrose profonde du transverse.

On fait une petite ouverture à cette aponévrose, vers le milieu de l'incision, et, par cette ouverture, on glisse une sonde cannelée sous l'aponévrose que l'on coupe de bas en haut.

Le muscle carré des lombes étant mis à découvert, on le maintient en dedans avec la sonde cannelée et on découvre le fascia transversalis profond qui recouvre le rein. Ce fascia est déchiré avec le bout de la sonde cannelée ou avec l'index, qu'on introduit ensuite au fond de la plaie pour reconnaître les contours du rein à travers son atmosphère celluleuse.

On cherche aussitôt à sentir l'extrémité inférieure du rein avec le doigt, qui remonte ensuite jusqu'au niveau du hile.

On sent d'abord le faisceau vasculaire qui ressemble à un cordon rigide que le doigt contourne avec assez de facilité.

On pose une ligature sur ce paquet vasculaire de la façon

suivante : on prend un gros fil de soie bien fort, monté sur le porte-fil courbe de Martin ou sur une grosse aiguille de Deschamps. On glisse l'aiguille sur le doigt introduit dans la plaie et on lui fait contourner le faisceau vasculaire, jusqu'à ce qu'on puisse attirer de l'autre côté le fil que l'on saisit dans une pince.

On retire l'aiguille et on fait un double nœud au niveau du bassinet.

On décolle le rein de ses tissus voisins à l'aide du doigt, on le soulève et on sectionne les vaisseaux au niveau du hile. On attire ensuite complètement en dehors le rein saisi dans une pince à griffe.

Pendant ce temps, si le rein est trop gros ou situé trop haut, on peut être obligé, pour agrandir l'ouverture de sortie, de réséquer la douzième côte.

Quand le rein est en grande partie détaché des tissus voisins, on pose sur l'uretère deux ligatures entre lesquelles on fait la section de ce conduit.

On fait l'hémostase du fond de la plaie et l'on pose une première série de sutures profondes perpendiculairement au grand axe de l'incision.

Au-dessus de ce premier plan on en place un second et l'on noue les fils en commençant par les plus profonds.

On obtient de cette façon une diminution considérable de la cavité, que l'on peut dans certains cas faire disparaître complètement par l'accolement des parois.

On fait ensuite la suture de la peau, en ayant soin de laisser deux tubes à drainage aux angles de la plaie. On saupoudre d'iodoforme et l'on place un pansement antiseptique.

Péan a obtenu, par ce procédé, des réunions par première intention, 48 heures après l'opération.

Néphrectomie abdominale. — On pratique la laparotomie avec toutes les précautions d'hémostase et d'antisepsie habituelles.

L'incision sera faite un peu en dehors de la ligne blanche du côté du rein malade.

Quand on est arrivé dans la cavité péritonéale, on écarte les intestins pour aller à la recherche de la tumeur.

Le doigt introduit sur le bord du rein va à la recherche du hile.

Quand on l'a pédiculé, on place sur le hile une grosse pince courbe au-dessous de laquelle on glisse deux gros fils de soie qui enserrent le hile en le divisant en deux parties, les vaisseaux étant pris dans une anse de fil et l'uretère dans l'autre.

On incise le hile d'un seul coup au-dessus des mors de la pince courbe. Le rein est enlevé de la cavité dont on fait le nettoyage.

L'hémostase de la coque du rein est alors soigneusement complétée par des ligatures au catgut et l'on peut faire des sutures profondes pour en rapprocher les parois, comme il a été dit dans la description du procédé lombaire.

Terrier a coutume de faire ensuite la suture très soigneuse du péritoine qui recouvre cette coque, de telle façon que la cavité péritonéale soit complètement fermée et ne communique en rien avec la coque rénale. Dans cette coque il place un tube à drainage. Il fait la suture de la paroi abdominale et place sur le tout le pansement antiseptique.

2° Cathétérisme des uretères chez la femme[1].

Depuis que l'opération de la néphrectomie est devenue plus fréquente, les chirurgiens ont recherché un moyen pratique d'exploration directe du rein, afin de déterminer bien sûrement le diagnostic duquel doit dépendre l'indication de l'opération.

Diverses méthodes d'exploration ont été proposées pour recueillir séparément l'urine fournie par chaque uretère :

Polk conseille de comprimer l'uretère avec un cathéter introduit dans la vessie et deux doigts dans le rectum contre la paroi latérale du bassin.

Emmet fait une fistule vésico-vaginale artificielle, attire à lui les bords de la fistule, met ainsi au jour les orifices vésicaux des uretères et y introduit le cathéter.

Au moyen d'un instrument analogue au lithotriteur de Horteloup, *Tuchmann* fait l'occlusion temporaire de l'orifice vésical de l'uretère; ce procédé a l'avantage d'être applicable chez l'homme et chez la femme; malheureusement il n'a jamais donné de résultat qu'entre les mains de son inventeur.

Au mois de juillet 1875, *Simon* publia pour la première fois un travail sur les méthodes qui permettent de donner accès dans la vessie de la femme, et sur le cathétérisme de l'uretère.

Procédé de Simon. Le procédé qu'il indiquait alors est le suivant : il dilate l'orifice de l'urèthre, assez pour introduire l'index dans la vessie. Avec ce doigt il cherche alors à reconnaître le ligament interurétérique que l'on trouve à environ un pouce de l'ouverture vésicale de l'urèthre. Ce ligament est peu marqué dans son milieu. Pour retrouver l'orifice de l'uretère qui se trouve à environ un demi ou trois quarts de

1. On trouvera un index très complet sur cette question dans le *Journal de Méd., de Chir. et de Pharm.*, publié par la Société royale des sciences médicales et naturelles de Bruxelles, juillet et août 1886, à la fin d'un mémoire remarquable de M. Warnots : Du cathétérisme des uretères chez la femme.

pouce de distance du milieu du ligament, on sent avec le doigt les saillies latérales formées par les faisceaux musculaires de l'uretère, qui se prolongent vers le ligament interurétérique et sont faciles à reconnaître.

Ce temps est assez difficile parce que les orifices de l'uretère ne forment qu'une fente très étroite et courte. Aussi, pour parvenir à y introduire le cathéter, on fixe avec l'extrémité du doigt la saillie latérale à l'endroit où doit se trouver l'orifice, et l'on fait glisser le bec de la sonde le long du doigt dans la direction du ligament interurétérique, de dedans en dehors et de bas en haut. — On porte la poignée de l'instrument du côté opposé en la soulevant vers l'arc du pubis. Au moyen de légers mouvements de glissement, on tâche de pratiquer le cathétérisme; si l'on pénètre dans l'orifice, on peut pousser la sonde sans obstacle en haut et en dehors; si l'on ne réussit pas, le bec de la sonde ira jusqu'à la paroi vésicale où il sera arrêté. — Avec le doigt, on peut contrôler si la sonde est bien réellement dans l'uretère; on sent alors qu'elle est recouverte par la muqueuse sur une longueur de plusieurs centimètres et le pourtour de l'orifice fait manifestement saillie autour d'elle.

Si l'on veut pénétrer jusqu'au bassinet du rein, on doit incliner la sonde davantage encore, de dedans en dehors, jusqu'à ce qu'on arrive contre le bord osseux du détroit supérieur du bassin. Le manche de la sonde se place alors du côté interne de la cuisse correspondant à l'uretère que l'on sonde. L'urine s'échappe du cathéter, goutte à goutte, ou d'une manière intermittente.

Le docteur **Pawlik**, de Vienne, a simplifié le procédé de Simon; il introduit la sonde dans l'uretère, sans qu'il soit nécessaire de la conduire sur le doigt introduit dans la vessie. Il supprime le temps, toujours désagréable, de la dilatation de l'urèthre, qui, généralement, se fait sous le chloroforme.

Au début de sa pratique, Pawlik faisait mettre la femme à genoux et soutenait le périnée. Par suite de la diminution de la pression abdominale, l'air pénétrant dans le vagin le gonflait comme un ballon; la paroi antérieure du vagin était, par suite, tendue et l'on pouvait régler cette tension en soulevant ou en abaissant plus ou moins le tronc de la femme.

Aujourd'hui Pawlik procède d'une autre façon.

Il a fait construire une sonde métallique mince, longue de 28 centimètres, qu'il introduit par l'urèthre et la vessie dans l'uretère et qu'il pousse ensuite sans difficulté jusqu'au bassinet.

La manœuvre employée pour pénétrer dans l'uretère est assez délicate; il est utile de la décrire dans tous ses détails et telle que je l'ai vu pratiquer par Pawlik.

La malade est couchée sur le dos dans la position ordinaire de l'examen utérin, sur un lit élevé. Souvent il sera utile d'abaisser en arrière la tête de la malade et d'élever le bassin ; cette position tend mieux la paroi inférieure de la vessie et fait disparaître des replis qui peuvent être un obstacle à l'introduction de la sonde dans l'uretère.

On place sur la paroi postérieure du vagin une branche d'un spéculum assez grand et suffisamment aplati pour qu'il écarte bien la muqueuse vaginale. La muqueuse de la paroi vaginale supérieure s'étale alors et étale en même temps la muqueuse de la vessie ; on évitera de cette façon que le bout de la sonde aille se perdre dans les replis de la vessie.

Pour que le cathétérisme soit facilité, il faut que la vessie soit de moyenne grandeur et légèrement distendue. Pawlik a coutume de la vider et d'y injecter ensuite 250 grammes d'eau. La distension moyenne qu'il produit ainsi est la plus favorable à la manœuvre.

Toutes ces précautions étant prises, on introduit la sonde par l'urèthre dans la vessie et on la dirige sur la paroi postérieure obliquement et dans la direction de saillies formées par deux cordons qui constituent une partie du triangle de Lieutaud.

De la petite saillie qui, ordinairement, marque la terminaison intra-vésicale de l'urèthre, partent à droite et à gauche, à angle obtus, deux cordons qui parfois forment une saillie remarquable. Ceux-ci sont croisés plus haut par une saillie transversale. Le triangle qui résulte de cette disposition s'appelle le trigone de Lieutaud. Dans la direction de ces saillies se trouvent les embouchures vésicales des uretères

C'est donc en suivant ces saillies obliques que l'on aperçoit sur la paroi tendue du vagin, que l'on a le plus de chances de pénétrer dans l'orifice de l'uretère.

On suit de l'œil sur la paroi vaginale le cheminement du bout de la sonde sur la paroi vésicale. Il faut généralement quelques tâtonnements avant de pénétrer dans l'uretère; l'on reconnaît que la sonde y est introduite quand, en poussant, on n'éprouve plus de résistance.

On peut alors faire pénétrer la sonde de plus de 20 centimètres, jusque sous les côtes, dans le bassinet. La preuve que la sonde est bien dans l'uretère, c'est que si l'on pousse une injection de lait dans la vessie, l'urine continue à sortir pure par la sonde urétérale.

Quand on retire la sonde, on observe un ressaut de la paroi vésico-vaginale au moment où le bout de la sonde franchit l'orifice vésical de l'uretère.

De cette façon on peut recueillir l'urine dans le rein même, ce qui permet de faire l'examen séparé de l'urine sécrétée par chaque rein et reconnaître quel est le rein malade. On peut aussi reconnaître d'une façon certaine la présence des calculs dans le bassinet ou dans l'uretère. Pawlik s'est servi aussi de ce procédé pour vider le bassinet et l'uretère dans un cas d'hydronéphrose. — Une fois par semaine la malade faisait vider son bassinet à l'aide de la sonde urétérale de Pawlik.

Cette exploration est complètement inoffensive, elle peut se faire sur chaque uretère séparément ou sur les deux à la fois, de façon que l'on peut recueillir au même moment et séparément l'urine sécrétée par chaque rein.

3° Opérations sur la vessie.

TAILLE HYPOGASTRIQUE

Grâce aux leçons du professeur **Guyon**, depuis quelques années la taille hypogastrique est devenue l'opération de choix, pour l'extraction des corps étrangers et des calculs de la vessie aussi bien que pour la cure de certaines affections de ce viscère.

Ballon de Petersen.

La méthode imaginée par **Petersen**, qui, à l'aide de son ballon rectal et de l'injection intravésicale, refoule le péritoine au delà de l'atteinte du bistouri, rend en effet presque inoffensive la taille hypogastrique.

De nos jours, *Guyon* en France, *Thompson* en Angleterre, pratiquent habituellement cette opération, non seulement pour l'extraction des corps contenus dans la vessie, mais encore comme simple moyen d'exploration dans des cas où le diagnostic est difficile.

Pour ma part, je l'ai vu pratiquer avec succès par Guyon, à sa clinique de l'hôpital Necker, comme moyen de traitement de la cystite rebelle.

La vessie était ouverte par ce procédé, et sa muqueuse était modifiée ensuite par des applications de nitrate d'argent.

Il est donc utile de décrire ici exactement le manuel opératoire ordinairement employé.

Instruments nécessaires pour cette opération.

L'arsenal chirurgical nécessaire est peu compliqué; on se munira :

1° De deux bistouris, un droit, un boutonné;

1° D'écarteurs, pinces à disséquer, pinces hémostatiques;

3° D'une sonde cannelée, de sondes de gomme longues; tenettes droites et courbes, fils de soie et de catgut et aiguilles courbes.

Le malade, étendu sur la table d'opération, est endormi;

on aura soin de lui faire une injection de morphine pour éviter les vomissements.

Le pubis et la face interne des cuisses, soigneusement rasés, sont savonnés, dégraissés à l'éther et lavés avec la solution de sublimé au millième.

On injecte d'abord dans la vessie, au moyen d'une sonde rigide munie d'un robinet (fig. 40), environ 300 grammes d'une solution tiède d'acide borique à 4 pour 100.

La sonde est fixée à l'aide d'un lien en caoutchouc légèrement serré autour de la verge par une serre-forte.

Cette sonde servira plus tard à indiquer la présence de la paroi supérieure de la vessie.

On introduit alors dans le rectum, préalablement lavé avec une solution antiseptique, le ballon rectal enduit de vaseline. On le gonfle en y injectant graduellement 400 à 500 grammes d'une solution boriquée.

L'on fait une incision d'environ 6 centimètres sur la ligne médiane du ventre, en allant du ras du pubis vers l'ombilic.

On incise la peau, le tissu cellulaire sous-cutané et, avec précaution, l'aponévrose de la ligne blanche.

On tombe ainsi sur le fascia transversalis, que l'on coupe sur la sonde cannelée.

L'hémostase sera faite soigneusement et à mesure par des ligatures ou à l'aide des pinces, qui sont généralement suffisantes.

Pendant ce temps de l'opération, l'index de la main gauche sera appliqué en crochet dans l'angle supérieur de la plaie pour refouler autant que possible le péritoine en dehors de l'atteinte du bistouri.

Si malgré cela on pratique accidentellement une boutonnière dans le péritoine, on placera de suite quelques

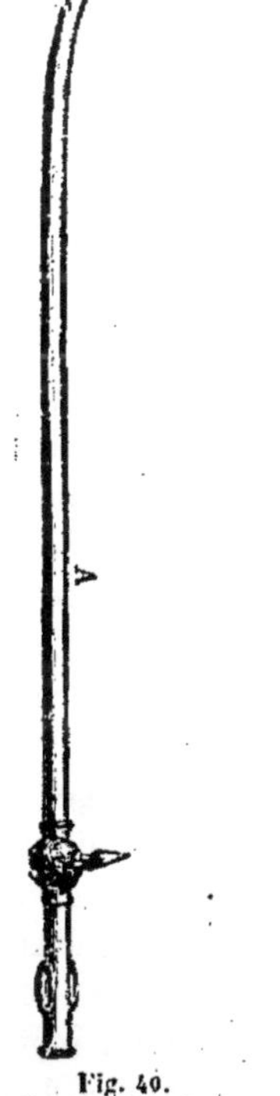

Fig. 40.
Sonde à injections
intra-vésicales.

points au catgut qui suffiront à refermer la cavité péritonéale.

La vessie qui se voit alors, d'habitude, au fond de la
plaie, se distingue souvent par deux veines médianes
parallèles marchant du pubis vers le sommet du réservoir
urinaire.

Au besoin, pour plus de sûreté, on fera basculer la
sonde métallique maintenue dans la vessie, de façon que
son bec, en faisant saillie sur la paroi, indique le point sur
lequel doit porter la ponction.

On saisit la vessie dans ce point avec une pince hémostatique qui la fixe et l'on ponctionne avec le bistouri.

L'urine sort et l'on prolonge l'incision vers le pubis
pendant trois ou quatre centimètres.

Immédiatement, sur l'index de la main gauche introduit
dans la vessie et servant de conducteur, on glisse une
aiguille armée d'un gros fil double de soie que l'on poussera de dedans en dehors, à travers les parois de la vessie
et de l'abdomen sur un des bords de l'incision.

On fera la même manœuvre de l'autre côté, et ces deux
fils qui seront saisis par un aide serviront à soulever les
parois et à prévenir l'infiltration qui pourrait se faire plus
tard entre leurs couches.

On introduit l'index dans la vessie pour sentir la pierre
et diriger les tenettes qui la saisiront pour l'extraire.

Quand on a affaire à un néoplasme de la vessie, on complète l'examen par l'exploration à l'aide de la lampe élec-
trique d'Aubry.

L'ablation des tumeurs, le raclage des ulcères et les
autres manœuvres opératoires seront faits selon les indications de chaque cas.

Quand ces manœuvres sont terminées, on lave la vessie
par la plaie avec la solution boriquée et l'on procède au
pansement.

Pansement.   On couche dans le fond de la vessie les extrémités des
deux tubes de caoutchouc bien flexibles du volume du
petit doigt, préalablement réunis par un fil. On fixe un de
ces tubes par un point de suture à la peau de l'abdomen,

et on les fait descendre de chaque côté du scrotum jusque dans un urinoir placé entre les jambes du malade.

On s'assure du bon fonctionnement de ce tube, en injectant par l'un d'eux de l'eau boriquée qui doit ressortir par l'autre tube.

On peut aussi introduire par l'urèthre un long tube en forme de sonde que l'on pousse jusque dans la vessie. On le saisit alors et on l'attire en dehors à travers la plaie abdominale.

L'extrémité vésicale du tube est amenée dans l'ouverture d'un urinoir placé entre les jambes du malade et dans lequel plonge aussi l'extrémité uréthrale du tube.

De cette façon l'angle inférieur de la plaie est compris dans la concavité d'une anse formée par le tube de caoutchouc.

On pratique quelques ouvertures sur la portion du tube qui est distinée à plonger dans la vessie.

Quand on veut laver la vessie on pousse l'injection par l'ouverture de l'extrémité abdominale du tube. Le liquide sort par les ouvertures intra-vésicales et, après avoir lavé la vessie, s'échappe à travers ces mêmes ouvertures par l'extrémité uréthrale du tube.

Cette disposition est très commode, elle permet de ne conserver qu'une petite ouverture à la plaie pour le passage d'un seul tube, et le lavage ainsi pratiqué mouille beaucoup moins le pansement et le malade.

L'on fait alors une série de points de suture au catgut fin, comprenant d'abord toute la partie supérieure des bords de la vessie que l'on réunit. L'on continue par une seconde suture placée au-dessus de la première et qui réunit les muscles, le tissu cellulaire et la peau.

Entre ces derniers points on peut placer des points tout à fait superficiels, faits avec du crin de Florence pour réunir bien exactement la peau.

On place sur la plaie de l'iodoforme en poudre que l'on recouvre de gaze iodoformée, et l'on met sur le tout de la ouate antiseptique.

Deux fois par jour on poussera dans la vessie, au moyen

des tubes placés dans cet organe, des injections avec une solution d'acide borique à 3 pour 100.

Les chirurgiens diffèrent d'opinion sur l'opportunité de la suture de la vessie après l'opération de la taille hypogastrique.

Les uns, craignant l'infiltration d'urine dans la paroi au travers de la suture, laissent béante la plaie par laquelle on a fait l'extraction.

D'autres, comme Guyon, suturent les deux tiers supérieurs de la plaie vésicale et abdominale et ne laissent guère à sa partie inférieure que l'espace nécessaire pour le passage des tubes fixés dans la vessie.

Cette dernière méthode a l'avantage d'amener plus rapidement la cicatrisation complète, en évitant en même temps les dangers de l'infiltration des urines dans la paroi de l'abdomen.

Suture complète de la plaie. **M. Zancarol**, d'Alexandrie, a publié déjà un certain nombre de cas dans lesquels il a pratiqué la suture complète de la vessie après l'opération de la taille hypogastrique.

Sur dix opérations que **Bergmann** a faites par ce procédé, il a eu dix succès complets et rapides.

Voici comment il procède :

Une fois les calculs enlevés, on lave la plaie avec du sublimé au millième, et on place sur la vessie même une suture avec du catgut phéniqué. Au-dessus on fait une seconde suture profonde et enfin par un troisième plan de points on suture le tissu cellulaire et la peau à leur tour.

Entre les points de cette dernière suture on en place d'autres très superficiels faits avec du crin de Florence pour recoudre très exactement la peau.

Un petit tube à drainage court est placé dans l'angle inférieur de la plaie.

Le pansement est fait avec de la gaze sublimée.

Par l'urèthre, on place une sonde molle dans la vessie et on administre au malade des pilules d'extrait thébaïque pour maintenir la constipation.

Au bout de quarante-huit heures on peut généralement

retirer la sonde, et la guérison est complète du huitième au douzième jour.

On évite ainsi les inconvénients de la fistule urinaire, si longue à se fermer.

CALCULS ET CORPS ÉTRANGERS DE LA VESSIE

Je ne veux pas terminer cet article sans dire un mot de la recherche des corps étrangers dans la vessie.

L'on sait combien il est difficile parfois de retrouver avec le lithotriteur un calcul dont on a déjà reconnu sûrement la présence dans une précédente exploration.

Une petite manœuvre très simple permet de le trouver à coup sûr quand il n'est pas enchatonné, ni compris dans quelque cavité anormale.

Pratique de Nélaton.

Le malade étant couché bien horizontalement sur le lit, on introduit dans la vessie le lithotriteur ou l'explorateur à deux branches.

On place cet explorateur de façon que son talon soit bien couché dans la partie la plus déclive du fond de la cavité vésicale.

Sans le changer de place, on ouvre les deux branches; il suffit alors de donner avec la paume de la main des chocs brusques sur la hanche du malade pour que le calcul, repoussé par ces chocs, aille se placer de lui-même entre les deux mors de l'explorateur, c'est-à-dire dans la partie la plus déclive de la vessie.

On peut ainsi, sans changer de place la branche femelle du lithotriteur, pratiquer une série de prises rapides sur le corps que l'on veut broyer. Ce procédé a en outre l'avantage de ne pas produire dans la vessie le traumatisme que provoquent d'habitude les explorations ordinaires.

La recherche des **corps étrangers** de la vessie est plus délicate.

M. **Henriet** a publié en 1885 une étude très complète sur ce sujet.

Il démontre que, alors même que la vessie est complètement vide, le diamètre transverse de cet organe est le seul qui soit permanent, les deux autres diamètres, le vertical et l'antéro-postérieur, n'existant réellement que lorsque la vessie se remplit. Il résulte de cette disposition *qu'un corps étranger dont la longueur n'excède pas six à sept centimètres prendra une position quelconque pendant que la vessie est pleine; tandis qu'il sera forcément placé dans le sens transversal pendant la vacuité de l'organe.*

Ces indications sont précieuses pour faciliter la saisie du corps étranger entre les mors de l'instrument introduit par les voies naturelles.

Cette manœuvre peut être facilitée encore à l'aide du toucher rectal chez l'homme et du toucher vaginal chez la femme. On peut en effet, par des poussées douces et patientes pratiquées avec le doigt, faire glisser le corps étranger entre les mors de l'instrument, jusqu'à ce qu'il ait pris la direction antéro-postérieure qui permet son extraction.

OPÉRATIONS SUR L'URÈTHRE

RÉTRÉCISSEMENTS

Depuis assez longtemps déjà, on n'a pas apporté d'innovation importante dans le traitement des rétrécissements de l'urèthre.

Il est cependant utile d'exposer ici les divers procédés employés habituellement aujourd'hui par les spécialistes les plus autorisés. Aussi bien c'est là une question toute d'actualité.

Pendant le mois de mai et une partie du mois de juin de cette année, le choix du traitement des rétrécissements de l'urèthre a occupé toutes les semaines une bonne partie de chaque séance de la Société de chirurgie de Paris.

Pendant le mois de mai de cette même année, la *Société de médecine et de chirurgie de Londres* s'est aussi occupée de cette question, qu'elle a longuement discutée.

C'est le résultat de ces discussions que je veux noter, je le ferai précéder de la description sommaire de chacun des procédés les plus usités.

1° Cathétérisme rétrograde.

Cette opération est la dernière à laquelle on a généralement recours dans les rétrécissements infranchissables de l'urèthre. Je crois cependant devoir la placer la première, immédiatement après la description de la taille hypogastrique, parce que la taille hypogastrique est le premier temps indispensable de l'opération du cathétérisme rétrograde.

Le cathétérisme rétrograde n'est pas une invention nouvelle. Verguin en 1757, et Souberbielle en 1813, l'avaient déjà pratiqué bien avant Brainart, de Chicago, qui ne l'a mis à exécution qu'en 1849.

C'est donc à tort que les chirurgiens allemands donnent le nom de méthode Brainart au cathétérisme rétrograde.

Pendant ces derniers temps, c'est M. Duplay qui a fait entrer cette opération dans la coutume ordinaire de la chirurgie.

Dans cette opération, l'influence de la méthode antiseptique joue encore un grand rôle.

La méthode antiseptique a rendu la taille hypogastrique très innocente, et c'est grâce à l'innocuité de ce procédé opératoire, que le cathétérisme rétrograde trouve aujourd'hui des indications plus fréquentes.

Les indications générales de cette opération sont les suivantes :

Uréthrotomie externe. — Bout postérieur inaccessible.

1° Dans les rétrécissements dits infranchissables, quand le chirurgien amené à pratiquer l'uréthrotomie externe sans conducteur, des incisions méthodiques l'ayant conduit sur le point où il peut espérer trouver des traces de l'urèthre, le *bout postérieur demeure inaccessible* en dépit de recherches renouvelées à plusieurs semaines d'intervalle.

2° Dans certains cas de *rupture traumatique* récente de l'urèthre.

Dans la plupart de ces cas, s'il y a rétention complète de l'urine, on pourra parer au plus pressé à l'aide de ponctions capillaires de la vessie, qui, on le sait, sont absolument inoffensives.

Mais si, au bout de quelques jours de temporisation, le bout vésical de l'urèthre ne devient pas accessible, il faudra recourir au cathétérisme rétrograde avant de laisser le rétrécissement, ou même l'oblitération complète de l'urèthre, s'établir avec toutes ses conséquences.

En résumé, l'on peut conclure que, dans certains cas de rupture traumatique, le cathétérisme rétrograde sera l'opération de choix ou de nécessité, soit immédiatement, soit en la retardant de quelques jours.

3° Chez certains prostatiques on pourra, dans des cas rares, user du cathétérisme rétrograde pour franchir d'arrière en avant une prostate hypertrophiée qui ne permet pas le cathétérisme normal.

Opération.

C'est la taille hypogastrique seule qui sera l'opération préliminaire du cathétérisme rétrograde. Manuel opératoire.

La vessie étant ouverte, si l'opération est pratiquée au cours d'une uréthrotomie externe, on se servira de préférence du cathéter métallique, à grande courbure, pourvu d'un œil à son extrémité.

Le bec de l'instrument sera tenu bien exactement sur la ligne médiane et suivra doucement la face postérieure de la symphyse pubienne.

La pénétration dans le col sera annoncée par une sensation spéciale de dépression de la paroi, et surtout par la possibilité de renverser le cathéter de bas en haut pour achever son introduction sous la symphyse du pubis.

La sensation de compression du bec du cathéter entre les parois et l'urèthre sera une indication certaine que l'on est dans la bonne voie.

On placera le doigt dans le rectum pour suivre plus sûrement la progression de l'instrument dans l'urèthre.

On peut aussi, dans certains cas difficiles, introduire l'index gauche dans la vessie, où il servira d'indicateur pour diriger le bec de la sonde sur le col.

L'extrémité du cathéter faisant saillie au périnée servira à la mise en place de la sonde à demeure.

Le procédé le plus simple consiste à attacher au bec du cathéter l'extrémité d'une sonde introduite par le méat.

On entraîne la sonde jusque dans la vessie en retirant le cathéter par l'ouverture hypogastrique.

Péan fait glisser le long du cathéter vésical un long mandrin de baleine qui pénètre dans le bout antérieur de Méthode de Péan l'urèthre et sort par le méat. On glisse sur ce conducteur une sonde à bout coupé qui est facilement conduite jusqu'à la vessie et il ne reste plus qu'à retirer le conducteur et le cathéter.

— On peut encore faire pénétrer la sonde, qui doit être

placée à demeure, dans l'extrémité plus large de la sonde vésicale.

En retirant cette dernière par la plaie hypogastrique, on introduit facilement jusque dans la vessie la sonde qui doit rester à demeure.

Procédé pour les prostates infranchissables. — Dans certains cas où le cathétérisme normal est rendu impossible par une *barrière prostatique*, on emploiera une sonde molle pourvue d'un mandrin auquel on donnera la courbure convenable.

Quand la sonde sera engagée dans l'urèthre, on poussera jusqu'à ce que le bec de l'instrument paraisse au méat, ou, si le canal est très perméable, on pourra retirer de suite le mandrin et pousser doucement la sonde déjà engagée.

Renouvellement de la sonde à demeure. Ceci fait, il sera important de faciliter le renouvellement de la sonde à demeure.

Pour cela, on munira l'extrémité vésicale de la sonde déjà en place dans la vessie d'un long fil qui sortira par la plaie hypogastrique. Quand on voudra retirer cette première sonde à l'aide de ce fil, on attachera à son extrémité vésicale une seconde sonde dont le bec pénétrera dans l'urèthre par ce seul fait que la première sera retirée par le méat.

Quand on a ainsi assuré la sortie de l'urine par le canal et que ce dernier est reconstitué, on traite la plaie hypogastrique comme il est indiqué dans la description de la taille hypogastrique.

2° Uréthrotomie interne.

Manuel opératoire. Le malade étant étendu sur son lit, on introduit dans son canal une bougie conductrice armée du numéro 2 ou du numéro 3. On visse sur la bougie le mandrin droit, et on l'enfonce dans le canal pour s'assurer que la bougie pénètre facilement dans la vessie. Quand cette épreuve est terminée, on dévisse le mandrin; à sa place on visse sur la bougie conductrice le conducteur cannelé. On le fait pénétrer doucement dans l'urèthre à travers le rétrécissement et l'on a soin de mettre le doigt dans le rectum pour bien s'assurer que le conducteur est dans la vessie et non dans une fausse route.

On introduit alors la lame moyenne numéro 20 dans la rainure, et on fait tenir le conducteur bien solidement par un aide.

On tend la verge en la mettant horizontale; on s'assure que la lame est bien dans la rainure et on la pousse avec une certaine force, d'une façon régulière et lente. A mesure qu'elle passe sur les points rétrécis on a la sensation d'une résistance vaincue et l'on sent que l'on coupe un ou plusieurs rétrécissements, selon l'état du canal; on enfonce la lame jusqu'au bout.

On retire alors la lame et son conducteur à rainure que l'on dévisse en ayant soin de laisser la bougie dans le canal.

Sur la bougie on visse de nouveau le mandrin droit sur lequel on enfile une sonde à bout coupé, numéro 15. — On fait glisser cette sonde sur le mandrin jusque dans la vessie et on retire alors complètement le mandrin et la bougie conductrice.

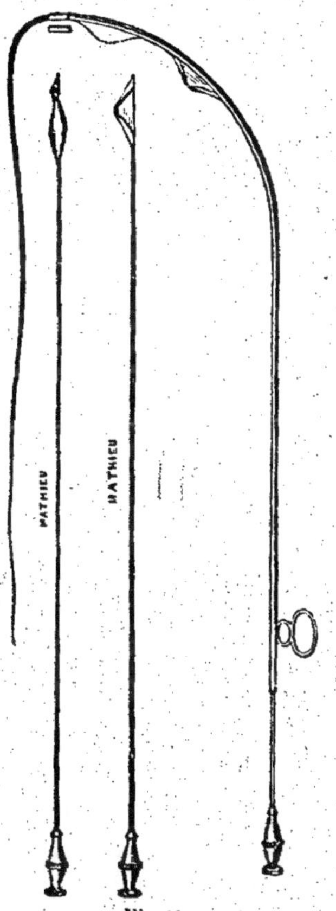

Fig. 41.

On pousse un peu d'eau boriquée dans la vessie par la sonde pour s'assurer qu'elle est bien perméable et on la fixe par les moyens ordinaires.

La sonde est bouchée avec un foret que le malade retire

quand il veut uriner. On peut retirer cette sonde au bout de vingt-quatre ou quarante-huit heures.

Dans certains cas, il est difficile de faire pénétrer le conducteur courbe à rainure; c'est quand le rétrécissement est encore trop serré. On laisse alors la bougie en place pour ramollir les points rétrécis et on ne fait l'opération que deux ou trois jours après.

Dix jours après l'opération d'uréthrotomie interne on commence la dilatation avec la bougie numéro 13 ou numéro 14, et on la continue jusqu'au numéro 22 de façon à rendre au canal son calibre normal.

Cette opération peut être pratiquée sous le chloroforme ou sans lui, selon le degré de sensibilité des malades.

On aura soin de tremper les instruments dans de l'huile rendue antiseptique par le sublimé, ou mieux en l'y ajoutant de la *créosote*.

Malgré les précautions les plus grandes, l'uréthrotomie interne est accompagnée assez fréquemment de complications plus ou moins graves.

M. Le Dentu a présenté à la Société de chirurgie de Paris, à la séance du 5 mai 1886, l'histoire de vingt-quatre cas de rétrécissement opérés par l'uréthrotomie interne. Trois ont été suivis de mort.

Il est vrai de dire que tous les cas de mort sont dus à des lésions rénales.

Pour ma part, j'ai eu l'occasion d'observer, chez un malade opéré, par un confrère, d'un rétrécissement par l'uréthrotomie interne, une hémorrhagie intra-vésicale qui fut suivie de la mort rapide de l'opéré.

Aussi, avant de recourir à cette opération, on devra essayer d'abord d'autres procédés et en particulier la dilatation progressive, lente et méthodique.

On réservera l'uréthrotomie interne pour les rétrécissements fibreux cicatriciels, ou simplement chez les sujets irritables qui ne permettent pas l'emploi des autres procédés.

3° Uréthrotomie externe.

Cette opération se fait toujours sous le chloroforme.

Le malade étant couché sur le dos, les jambes fléchies, les cuisses écartées et dans la position de la taille, on savonne le périnée, que l'on dégraisse avec de l'éther, et on lave ensuite avec la solution de sublimé.

Il est bon aussi de bien nettoyer le rectum et de vider la vessie au moment de l'opération.

La veille ou le matin on a eu la précaution de passer, si c'est possible, une bougie fine dans le canal. Au moment de l'opération, on introduit dans le canal un conducteur spécial qui indiquera le point sur lequel doit porter l'incision (fig. 42).

On fait une incision longitudinale de 4 centimètres sur la ligne médiane entre la racine des bourses et l'anus. On la prolonge à travers les tissus lardacés jusque sur le conducteur. On incise le rétrécissement d'avant en arrière dans toute sa longueur.

On enlève la bougie, on retire l'écarteur et on introduit par le méat une sonde qui sort par la plaie périnéale. Le bout de cette sonde est alors introduit dans l'ouverture périnéale du canal et on le pousse jusque dans la vessie.

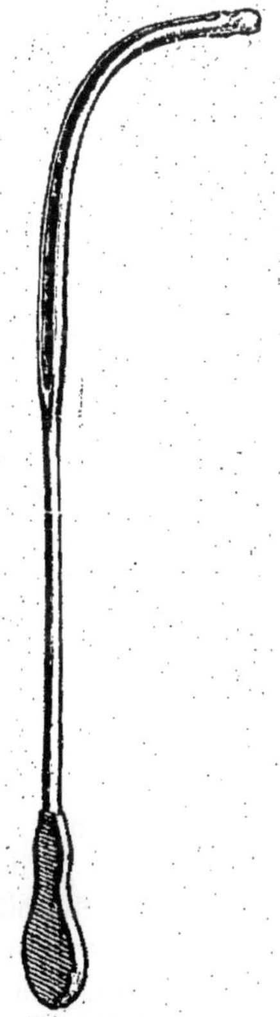

La plaie est lavée soigneusement et on la recouvre avec des compresses trempées dans l'eau boriquée.

La sonde est laissée en place pendant six à huit jours; on

Uréthrotomie externe pratiquée avec le conducteur.

Fig. 42.

la retire alors et on la remplace par une sonde à béquille
que l'on introduit à l'aide d'un mandrin, le bout de la sonde
suivant la paroi supérieure de l'urèthre.

Cette sonde sera retirée au bout de huit jours, puis remplacée par d'autres jusqu'à ce que la paroi inférieure du
canal soit reformée par le bourgeonnement.

Dans la plupart des cas où l'uréthrotomie interne sera
indiquée, il n'est pas possible d'introduire dans le canal
ni bougie fine, ni conducteur. Il faudra dans ces cas pratiquer l'uréthrotomie externe sans conducteur.

Uréthrotomie externe sans conducteur. — Le malade étant préparé comme il a été dit ci-dessus,
on introduit par le méat un cathéter ou une sonde numéro 14, que l'on pousse jusqu'au rétrécissement.

S'il existe une fistule, on s'en sert pour découvrir le
canal ; pour cela on met dans la fistule une sonde cannelée
que l'on dirige autant que possible vers la sonde uréthrale,
et on incise les tissus sur la cannelure jusqu'au canal, dont
on cherche à découvrir le bout du côté de la sonde.

On ouvre cette extrémité du canal dans une longueur
d'environ un centimètre et on maintient les bords écartés
au moyen de deux fils.

En disséquant dans la profondeur de la plaie du côté
vésical, on cherche l'autre bout du canal, que l'on ne trouvera souvent qu'après beaucoup de tâtonnements. Il faut
autant que possible suivre avec un stylet la paroi supérieure du canal qui est à découvert, et chercher sur le prolongement de cette paroi le petit orifice qui conduit à la
vessie.

Quand on a introduit le stylet, il sert de guide pour
couper les parties molles vers l'anus jusqu'à ce qu'on
trouve un endroit où le canal est suffisamment large.

On pousse alors jusque dans la plaie la sonde introduite
au préalable dans le canal jusqu'au-dessus du point rétréci ;
on la fait saillir dans la plaie, on saisit son extrémité que
l'on introduit dans le bout vésical du canal et on la pousse
jusque dans la vessie.

On peut encore agir d'une autre façon :

On introduit dans le bout vésical de l'urèthre une sonde

numéro 15 dont on a coupé la garniture de cire. Par le
méat on introduit une bougie conique à bout olivaire numéro 12 et on la pousse jusqu'à ce qu'elle fasse saillie dans
la plaie. On introduit l'olive dans la lumière de la sonde
qui est dans la vessie, on attache par un fil les deux sondes
ensemble et on tire le tout d'arrière en avant jusqu'à ce
que l'autre extrémité de la sonde vésicale apparaisse au
méat, où on la fixe comme de coutume.

Souvent le temps de recherche du bout supérieur est
excessivement long. Le chirurgien doit l'abandonner pour
y revenir au bout de plusieurs jours.

Si, après quelques séances, il n'a pas pu parvenir à découvrir le bout vésical de l'urèthre, il faudra procéder au
cathétérisme rétrograde.

Après l'uréthrotomie externe il faut laisser la sonde à
demeure assez longtemps, de quinze à vingt jours environ.
On ne commencera à dilater avec le cathéter de Béniqué
que vers le vingt-cinquième jour.

Cette méthode, quoique produisant une plaie relativement considérable, présente dans certains cas moins de
dangers que dans l'uréthrotomie interne.

L'écoulement de l'urine se fait, en effet, avec plus de
facilité au travers de la plaie périnéale; une infiltration
est donc moins à redouter que dans l'uréthrotomie interne.

La plaie faite à ciel ouvert permet aussi d'employer des
pansements antiseptiques qui peuvent prévenir l'infection
urineuse. C'est pour cela que beaucoup de chirurgiens
préfèrent employer l'uréthrotomie externe, principalement
lorsque les reins et la vessie sont malades et par conséquent le sujet plus accessible aux complications qui suivent fréquemment l'uréthrotomie interne.

4° Divulsion.

Cette méthode, telle que l'employait Voillemier, est généralement abandonnée aujourd'hui.

Elle est brutale, produit des désordres dont on ne peut

jamais calculer l'importance et provoque fréquemment des infiltrations urineuses et des décollements. Je ne m'arrêterai pas à décrire son manuel opératoire et je passe de suite à un procédé qui en dérive tout en n'ayant aucun de ses inconvénients.

5° Dilatation immédiate progressive.

Procédé Le Fort.   **M. Le Fort** a imaginé un procédé moins brutal que la divulsion, moins dangereux que l'uréthrotomie interne, et plus rapide que la dilatation graduelle ordinaire.

Il commence par passer dans le rétrécissement une bougie conductrice munie d'un pas de vis à son extrémité extérieure.

Si cette bougie conductrice est introduite avec quelque difficulté, on fixe sur le pas de vis une petite plaque à boucle qui sert à maintenir la bougie dans le canal pendant vingt-quatre heures, afin de ramollir les parois quand on juge ce *ramollissement* suffisant.

On visse alors sur la bougie le plus petit des trois cathéters, qui est du numéro 12 de la filière française.

On le pousse doucement en le plaçant d'abord parallèlement à l'aine du malade, puis, quand toute la partie courbe est introduite, on relève lentement l'instrument, tout en le poussant et en exerçant une traction forte sur la verge avec la main gauche.

On continue ce mouvement jusqu'à ce qu'on puisse abaisser l'extrémité du cathéter entre les jambes du malade, de façon à faire passer sous les pubis la portion courbée de la sonde, qui pénètre ensuite facilement jusque dans la vessie.

On imprime au cathéter deux ou trois mouvements de va-et-vient et on le retire lentement en ayant soin de laisser la bougie conductrice dans le canal.

On visse sur cette bougie le second cathéter qui correspond au numéro 17, et on l'introduit par le même procédé que le précédent.

Dans quelques cas très rares on pourra dans la même séance introduire immédiatement le troisième cathéter qui porte le n° 22 de la filière.

Je préfère laisser un intervalle d'un jour ou deux entre l'introduction de chacun des cathéters. De cette façon on évite les ruptures qui peuvent se produire si l'on agit trop brusquement.

J'ai coutume de fixer dans le canal du malade après chaque séance une sonde de gomme d'un ou deux numéros inférieurs à celui du cathéter qui a été introduit. Cette sonde est gardée le plus longtemps possible par le malade. Cette pratique facilite d'une façon remarquable l'introduction d'un cathéter plus volumineux dans la séance suivante.

La dilatation immédiate progressive de Le Fort, pratiquée de cette façon, m'a toujours donné d'excellents résultats ; elle peut être pratiquée sans chloroforme, et elle est aussi bénigne que la dilatation graduelle lente, si pénible à pratiquer chez les malades qui ont l'urèthre sensible et pour lesquels chaque séance de dilatation est suivie d'un accès de fièvre.

Dans toutes ces opérations j'ai coutume de donner au malade, immédiatement après la manœuvre opératoire, quelle qu'elle soit, une dose de quinine de cinquante centigrammes à un gramme.

6° **Dilatation lente.**

Dans tous les cas les plus ordinaires de rétrécissement de l'urèthre, c'est à la dilatation lente et graduelle qu'il faut avoir recours.

Guyon en France et **Thompson** en Angleterre sont arrivés à cette conclusion après une très longue pratique.

La dilatation lente se fera en introduisant dans le canal une bougie du calibre du rétrécissement. On la laisse une minute environ, puis on la retire pour en introduire une seconde d'un numéro supérieur, qu'on laisse de cinq à dix minutes selon les degrés de tolérance du malade.

Dans certains cas on peut introduire un troisième numéro dans la même séance.

Cette manœuvre est répétée de deux en deux jours, jusqu'à ce qu'on ait atteint les numéros 20 ou 22.

J'ai coutume de rendre mes bougies dilatatrices plus glissantes en les enduisant d'un liquide gras aseptique. Cette pratique a l'avantage de diminuer l'inflammation du canal consécutive à la dilatation et d'empêcher complètement l'infection qui se fait parfois par les bougies.

7° Électrolyse.

Cette méthode, inaugurée en France par **Mallez** et **Tripier**, a été reprise depuis par Jardin en France et Bruce Clarkt en Angleterre.

Je dois dire cependant que les observations présentées jusqu'à ce jour par les divers auteurs ne sont pas satisfaisantes.

Dans quelques cas l'électrolyse paraît faciliter l'introduction d'une sonde au travers d'un rétrécissement, mais on est toujours obligé de recourir ensuite à la dilatation progressive si l'on veut maintenir le calibre du canal.

Rien n'a encore prouvé la vérité de la théorie imaginée par Tripier ni même la réalité des résultats éloignés qu'il attribue à l'électrolyse dans le traitement des rétrécissements.

Le plus souvent les résultats que l'on obtient par ce procédé seraient aussi bien obtenus par le passage d'une simple bougie sans qu'il soit besoin de faire intervenir l'électricité.

Guyon en France, Thompson en Angleterre, et en général tous les spécialistes autorisés repoussent l'emploi de l'électrolyse dans le traitement des rétrécissements de l'urèthre, comme un moyen empirique qui n'offre aucune garantie ni pour le malade ni pour l'opérateur.

URÉTHRITE

INJECTIONS. — INSTILLATIONS.

Le traitement des affections inflammatoires de l'urèthre a bénéficié largement des applications de la théorie microbienne de Pasteur. — Les recherches encore récentes que l'on a faites sur la nature du pus de la blennorrhagie aiguë et chronique ont démontré l'existence d'organismes particuliers, gonococcus, qui sont infectieux au plus haut degré.

Ces organismes pullulent facilement dans le conduit étroit de l'urèthre; ils se cantonnent dans les dépressions du canal, et trouvent dans les glandules en tube et en grappe dont la muqueuse uréthrale est semée un abri d'où il est difficile de les déloger.

De ces données nouvelles est née une thérapeutique assez différente de celle employée jusqu'à ces derniers temps. — La blennorrhagie ne relève plus principalement comme autrefois du traitement médical. — C'est avant tout une maladie infectieuse locale, siégeant en un point de l'économie, et la partie la plus importante de son traitement consiste à aller détruire ses germes là où ils se trouvent.

Les manœuvres nécessitées par ce traitement sont souvent assez délicates pour qu'il ne soit pas permis de les confier aux malades. C'est le chirurgien lui-même qui, le plus souvent, devra les pratiquer.

A ce titre la description du traitement de la blennorrhagie rentre dans le cadre de cet ouvrage.

1° URÉTHRITE AIGUE.

BLENNORRHAGIE

On comprend facilement que le premier devoir du praticien devant lequel se présente un malade porteur d'une blennorrhagie commençante sera de faire tous ses efforts pour détruire dès le début les germes déposés dans le canal de l'urèthre.

Il est important d'empêcher ces germes infectieux d'élire domicile dans le canal étroit d'où il sera difficile plus tard de les déloger. Aussi tous les spécialistes modernes sont d'avis que l'on doit pratiquer d'abord le traitement abortif.

Ce traitement doit être pratiqué dans le courant de la première semaine du début de l'uréthrite aiguë. Plus tard il ne donne que peu de chances de succès et il peut alors ajouter un élément fâcheux d'inflammation à celle qui existe déjà dans la profondeur du canal.

L'injection de nitrate d'argent est la base du traitement abortif de la chaudepisse aiguë.

La manière dont ces injections sont faites a la plus grande importance, aussi ne les laissera-t-on jamais faire par les malades.

Ce qu'il faut éviter avant tout, c'est que l'injection soit un moyen de propager l'infection dans la partie du canal qui n'en est pas encore atteinte.

Traitement abortif de la blennorrhagie.

Pour cela, voici de quelle façon j'ai coutume de pratiquer l'injection abortive dans la blennorrhagie aiguë dont le début ne date que de trois à quatre jours :

Je fais d'abord uriner le malade de façon que le jet d'urine soit un premier lavage qui chasse devant lui la plus grande partie du pus infectieux. Je lie ensuite la verge à sa racine, le plus près possible des bourses, à l'aide d'un cordon de caoutchouc maintenu par des serres fortes.

Le malade étant placé debout ou à demi assis sur le

rebord du fauteuil à exploration, les jambes un peu fléchies et écartées, je pousse dans l'urèthre plusieurs injections d'eau tiède jusqu'à ce que l'eau injectée revienne complètement claire et ne contenant plus aucun débris.

En liant ainsi la verge le plus bas possible, j'empêche le pus qui peut rester dans le canal d'être porté dans sa profondeur par les injections de lavage.

Quand le canal est parfaitement nettoyé, à l'aide de la seringue à instillation de Guyon, je vais porter sur toute la muqueuse du canal comprise en avant de la ligature quelques gouttes d'une solution de nitrate d'argent au vingt-cinquième.

J'ai bien soin que cette solution, en sortant de l'urèthre, soit recueillie dans un verre que le malade tient sous le méat, afin qu'elle ne souille pas ses vêtements.

Cette instillation est suivie d'une douleur légère très tolérable.

Au bout de quelques heures il survient un écoulement parfois sanguinolent, qui devient ensuite épais et crémeux. Ce dernier, qui dure quelques heures seulement, est suivi d'un écoulement clair, muqueux, peu abondant, qui se tarit ordinairement au bout de vingt-quatre heures.

Si après deux jours l'écoulement n'est pas complètement disparu, on doit faire une seconde injection ; deux jours après, on en fait encore une troisième, s'il y a lieu, car souvent ce n'est qu'après la deuxième ou la troisième injection que l'on est maître de la maladie.

Ce traitement, pratiqué avec les soins que j'indique, a presque toujours arrêté l'écoulement en moins d'une semaine chez les malades qui se sont présentés à moi dans les premiers huit jours de la blennorrhagie.

Dans les cas où il a échoué, cela a tenu à la nature du terrain sur lequel était ensemencé le gonococcus et aussi au manque de précautions du malade, qui ne suivait pas les prescriptions indiquées.

Quelques auteurs pratiquent d'une façon différente le traitement abortif.

Le Dr **Aubert**, chirurgien en chef de l'hôpital de Lyon, Procédé du Dr Aubert.

recommande avant tout de ne pas faire d'injection uréthrale qui ne soit complètement aseptique, parce que, dit-il, on risque d'ensemencer le canal ou même la vessie par l'introduction de bacilles variés qui à leur tour peuvent jouer un rôle pathogénique, de sorte qu'après avoir tué par le sublimé ou par une autre injection le gonococcus, on détermine une uréthrite bactérienne qu'il faut ensuite combattre.

Selon lui, on devra faire bouillir la seringue à injection, l'injection et aussi le vase qui la contient.

Cette pratique permet de se servir d'injections très faibles, ce qui, d'après l'auteur, est un avantage, parce qu'il croit que les injections un peu fortes provoquent sur la muqueuse une inflammation qui fait de cette muqueuse un terrain favorable au repullulement des microbes échappés à l'action de l'injection.

Il recommande aussi de ne jamais employer pour les injections les liquides contenant en suspension des particules solides, comme le bismuth ou l'iodoforme; les particules pouvant devenir le noyau de concrétions nuisibles dans la vessie et dans le canal.

 Le Dr **Langlebert** se sert, pour le traitement abortif de la blennorrhagie aiguë, d'une seringue spéciale à jet récurrent.

L'extrémité de cette seringue, longue de six à sept centimètres, est effilée, recourbée et percée de trous dirigés d'arrière en avant.

Il introduit cette extrémité dans l'urèthre, à une profondeur de quatre à huit centimètres, selon que l'uréthrite remonte à une date plus ou moins éloignée, et pousse lentement l'injection, qui revient d'arrière en avant. Le liquide de l'injection est recueilli dans un petit vase que le malade tient à la main.

Cette méthode a l'inconvénient d'ensemencer, avec le bout de la sonde, le pus blennorrhagique dans une région où l'injection ne pénètre pas; de plus la pénétration de l'injection n'est pas toujours assez profonde pour que l'on soit bien sûr d'avoir atteint toutes les parties malades.

C'est pour obvier à ces inconvénients que M. Langlebert a imaginé un instrument qu'il appelle *bobine uréthrale*.

Cet instrument consiste en une sonde molle, ouverte à ses deux extrémités, renfermant un mandrin gommé et entouré d'ouate hydrophile trempée dans la solution de nitrate d'argent.

Ce mandrin recouvert par la sonde est introduit dans l'urèthre, au niveau de la portion malade et sans la dépasser; on retire doucement la sonde, et le coton imbibé de nitrate d'argent se trouve directement appliqué contre la muqueuse malade.

On retire à son tour le mandrin en lui imprimant un léger mouvement de rotation.

Si, par ces procédés, le malade n'est pas guéri après la troisième application, on devra suspendre le traitement abortif et revenir à la méthode ordinaire. Néanmoins la maladie aura été fortement atténuée et durera beaucoup moins que si, dès le début, elle avait été traitée par les moyens ordinaires.

Traitement ordinaire de la blennorrhagie — Quand la blennorrhagie a dépassé le dixième jour de son évolution, on devra avant tout chercher à diminuer l'écoulement et la douleur. Ce résultat sera atteint ordinairement par l'emploi des injections de sulfate de zinc. La formule la plus usitée est la suivante :

Sulfate de zinc.	0^{gr},50
Eau.	125 gram.
Laudanum de Sydenham.	2 —

Cette injection sera faite par le madade lui-même, avec les précautions que nous allons indiquer.

Avant de pratiquer une injection, le malade devra toujours uriner. De cette façon, il nettoie le canal et, de plus, en éloignant le plus possible la prochaine miction, il laissera plus longtemps le canal en contact avec la substance active de l'injection dont il reste toujours une partie dans l'urèthre.

La quantité de liquide qu'on doit injecter ne doit pas dépasser 4 à 5 grammes chaque fois.

Les seringues que l'on trouve habituellement dans le commerce contenant environ 8 grammes, on ne doit en injecter que la moitié chaque fois.

La première moitié sera injectée à canal ouvert; car elle n'est qu'un simple lavage de l'urèthre. On doit fermer le méat, entre le pouce et l'index, sur la canule de la seringue, pendant qu'on pousse la seconde moitié de l'injection, qui cette fois sera conservée dans le canal pendant quatre à cinq minutes.

Cette injection sera pratiquée quatre ou cinq fois par jour, au début de la maladie.

A mesure que l'écoulement diminue, on diminue aussi la fréquence des injections, que l'on ne fait plus, vers la fin, que deux fois par jour, le matin et le soir. On continuera de la pratiquer ainsi pendant quinze jours encore, après que l'écoulement sera complètement tari.

En même temps, l'on fera suivre au malade un traitement qui sera varié selon la période de la maladie.

Avant tout il faut se rappeler que *dans les premiers temps*, c'est-à-dire dans la période aiguë, il ne faut donner *ni copahu ni cubèbe*.

Il faudra aussi recommander aux malades de ne pas absorber trop de boissons émollientes. Ces boissons, en surchargeant la vessie, favorisent la tendance de l'uréthrite à gagner les parties profondes, et déterminent aussi un excès de la fonction urinaire qui ne peut être que nuisible à l'*appareil urinaire tout entier*.

Dans cette première période, l'indication principale est le *repos*, les grands *bains* prolongés et une *hygiène* bien entendue.

Le malade évitera avec soin les aliments qui peuvent produire la constipation ou ceux qui, comme les fraises, les asperges, etc., amènent un peu de congestion du côté des voies urinaires.

Les excitations génésiques de toutes sortes seront aussi soigneusement éloignées.

A cette période il sera bon de recommander quelques balsamiques légers : *bourgeons de sapin, sirop de Tolu.*

Contre les érections nocturnes, si pénibles, on ordonnera le *bromure de camphre* ou le *bromure de potassium* à la dose de un à trois grammes.

Quand la période aiguë est passée, vers le dix-huitième jour environ, on ordonnera les balsamiques énergiques à doses massives, de façon à couper net l'écoulement. Le copahu associé au cubèbe donne à cette période de très bons résultats.

Je conseille d'habitude la formule suivante :

    Cubèbe. . . . .   50 gram.
    Copahu.   25   —
    Cachou.   25   —
    Essence de menthe. . . . .   q. s.

Trois fois par jour on prendra de cet opiat gros comme une noix chaque fois, enveloppé dans du pain azyme mouillé.

Si le copahu est mal supporté et provoque la roséole copahique, on le suspendra et on le remplacera par le *santal* ou le *matico*, dont on donnera de 10 à 15 capsules par jour.

Comme pour les injections, le traitement interne sera continué une quinzaine de jours encore après la disparition complète de l'écoulement. C'est, en effet, le seul moyen d'assurer la cure bien radicale de l'écoulement.

2° URÉTHRITE CHRONIQUE. — BLENNORRHÉE.

J'envisagerai d'abord l'uréthrite d'une façon générale dans ses caractères d'ensemble et dans son diagnostic.

J'étudierai ensuite dans deux paragraphes distincts chacune des localisations les mieux connues de la maladie, à savoir :

1° L'*uréthrite antérieure* et surtout 2° l'*uréthrite postérieure.*

Quand la blennorrhagie n'a pas été traitée à ses débuts d'une façon convenable, ou si le terrain sur lequel elle se trouve est très favorable à son développement, il arrive que, malgré le traitement le mieux ordonné et le mieux suivi, l'inflammation se cantonne dans les parties profondes de l'urèthre, là où les injections ordinaires ne peuvent l'atteindre, et elle passe alors à l'état chronique.

C'est ce que l'on appelle *blennorrhée* ou, plus habituellement, *goutte militaire*.

Depuis quelques années, des études très sérieuses ont été faites sur l'anatomie pathologique de l'uréthrite chronique.

Le Dr **Segond**, dans un travail remarquable, a bien déterminé le siège de l'inflammation blennorrhéique.

D'après lui, au point de vue pathologique, l'urèthre doit être divisé en deux portions :

La *portion antérieure*, qui commence au cul-de-sac du bulbe, pour finir au méat.

La *portion postérieure*, qui va de ce même cul-de-sac du bulbe au col de la vessie.

La blennorrhée simple, la plus commune, a son siège dans le *cul-de-sac du bulbe* ou un peu en avant de la région du bulbe; c'est dans ce diverticule que se cantonne généralement l'inflammation qui produit l'écoulement rebelle, si difficile à faire disparaître.

Le diagnostic de ce que j'appelle l'uréthrite chronique antérieure est assez difficile à bien établir. Un des signes qui la différencient de l'uréthrite postérieure, c'est que l'écoulement se fait le jour aussi bien que la nuit; de plus, l'urèthre est généralement insensible même au moment de la miction, ce qui n'arrive pas quand l'inflammation se cantonne dans le voisinage du col de la vessie. Dans ce dernier cas, en effet, la fin de la miction est ordinairement accompagnée d'une douleur légère, qui s'irradie du côté de l'anus.

Pour bien établir ce diagnostic, on procède de la façon suivante:

On recommande au malade de rester sans uriner pendant

quatre heures au moins, avant l'exploration que l'on doit pratiquer.

Le malade sera placé debout, appuyé au rebord du fauteuil à exploration, les jambes légèrement fléchies et écartées. On placera entre ses jambes un bassin pour recueillir les liquides.

On introduit dans l'urèthre un explorateur de gomme à boule olivaire du n° 14 ou 15.

On pousse doucement cet explorateur, jusqu'à ce que l'on sente une légère résistance que l'on rencontre à environ seize centimètres du méat. Cette résistance est due à la contraction du sphincter uréthral qui, lorsqu'à son niveau la muqueuse est irritée, se contracte spasmodiquement et produit une sorte d'occlusion que l'on franchirait si l'on forçait un peu, ce que l'on doit bien éviter de faire[1].

On retire alors l'explorateur en lui imprimant de légers mouvements de rotation, et il sort avec le talon de l'olive couvert de pus.

L'on est bien certain alors que du pus existe dans le cul-de-sac de la région membraneuse, surtout si, avant de pénétrer jusqu'à ce point, l'on a, à diverses reprises, retiré l'explorateur sans qu'il amène du pus.

On fait alors avec un peu d'eau tiède des lavages successifs à demi-seringue, de toute la région antérieure, jusqu'à ce que l'eau revienne complètement claire et sans avoir en suspension de petites particules de pus.

On introduit ensuite un second explorateur à boule, que l'on pousse jusque sur l'entrée de la région membraneuse.

On le fait pénétrer doucement en arrière du sphincter uréthral, à une profondeur de trois centimètres environ. On le retire alors lentement en lui imprimant de légers mouvements de rotation; il arrive souvent que ce premier sondage de la partie postérieure n'amène rien, tandis

---

1. Dans certains cas, des praticiens prennent cette résistance spasmodique pour un symptôme de rétrécissement véritable. C'est dans ces cas que l'on fait jouer à l'électrolyse le rôle merveilleux de guérir radicalement, en une minute, des rétrécissements qui n'ont jamais existé.

que, à la suite d'un second pratiqué immédiatement après, le talon de l'olive reviendra chargé d'un pus séreux mélangé du liquide prostatique.

Après ce dernier sondage, si l'olive revient chargée de pus, l'uréthrite chronique est postérieure, c'est-à-dire que son siège se trouve dans les trois ou quatre derniers centimètres de l'urèthre.

Goutte militaire due au rétrécissement de l'urèthre. Il arrive assez fréquemment que l'écoulement chronique rebelle est dû à l'existence d'un rétrécissement véritable.

Les conditions de la muqueuse uréthrale sont en effet complètement modifiées par le rétrécissement.

Celui-ci occasionne d'habitude la stagnation d'un peu d'urine dans le canal en arrière de son point rétréci.

La pression que supporte le canal rétréci, sous l'effort de la vessie pendant la miction, est aussi une cause d'inflammation chronique de la muqueuse dans la région du rétrécissement.

Il faut également tenir compte des altérations profondes des glandules de cette région chez les rétrécis.

L'exploration méthodiquement faite indiquera facilement si c'est un rétrécissement qui est la cause de l'écoulement; dans ce cas la dilatation sera évidemment le remède indiqué.

Causes générales de la blennorrhée. En outre de ces causes locales, la blennorrhée peut être due, comme nous l'avons signalé plus haut, à l'état général du malade : comme la *diathèse herpétique* et, dans des cas plus rares, la *lithiase rénale*.

Cette dernière affection peut agir d'une façon mécanique sur l'urèthre, par les petits sables qui sont déposés dans les diverticules de la muqueuse.

1º Uréthrite chronique antérieure.

C'est encore à l'injection à base de sulfate de zinc que l'on devra donner la préférence au commencement du traitement de cette affection. On pourra associer avec avantage cette substance à l'acétate de plomb selon cette formule de Ricord :

Eau distillée.	200 gram.
Sulfate de zinc.	1 —
Acétate de plomb.	2 —
Teinture de cachou.	4 —

Ce mélange donne une injection qui ne contient plus du sulfate de zinc, mais bien du sulfate de plomb et de l'acétate de plomb et de zinc.

Aussi je préfère la formule indiquée par Langlebert :

Eau distillée.	125 gram.
Sulfate de zinc.	0gr,50
Oxyde de zinc.	4 gram.

Quand on veut obtenir une injection contenant en suspension une poudre inerte, pour servir d'isolateur entre les parois du canal, on emploiera l'injection suivante :

Eau de rose.	125 gram.
Sulfate de zinc.	0gr,50
Magistère de soufre.	4 gram.

Ces injections seront poussées à demi-seringue, comme je l'ai indiqué dans le traitement de l'uréthrite aiguë, en poussant la première moitié de la seringue dans le canal ouvert, et en laissant séjourner la seconde pendant quelques minutes dans le canal.

Pendant ce dernier temps, le méat étant maintenu fermé entre les doigts de la main gauche, on aura soin de faire sur le canal une compression légère de haut en bas, avec la main droite, de façon à bien mettre l'injection en contact avec la partie profonde de l'urèthre antérieur.

Si, malgré ce traitement continué pendant plusieurs semaines, l'écoulement ne cède pas, ou s'il revient d'une façon périodique, on aura recours aux *instillations* de nitrate d'argent.

Ces instillations se font au moyen d'un appareil imaginé par le docteur Guyon, et sur lequel je reviendrai à propos de l'uréthrite postérieure.

2° **Uréthrite postérieure.**

Il arrive souvent que les malades viennent se plaindre de ce qu'à des intervalles quelquefois éloignés, une goutte de pus vient sourdre au méat, le matin, quand ils se réveillent.

Si l'on interroge ces malades avec soin, d'habitude ils racontent qu'ils ont eu, à une époque plus ou moins éloignée, un écoulement qui a duré longtemps et qui a été ordinairement compliqué du gonflement du testicule. Le plus souvent ils accusent encore de temps à autre un gonflement léger du testicule.

Uréthrite latente. Ce sont généralement des malades porteurs d'*uréthrite chronique postérieure latente*.

Il n'est pas rare que cette uréthrite latente se réveille tout à coup sous l'excitation d'un excès quelconque : coït exagéré, boissons alcooliques, fatigue, marche, etc.

La présence du pus au méat le matin seulement est due à ce que généralement on urine moins fréquemment la nuit que le jour. Le pus formé dans la portion postérieure de l'urèthre s'accumule donc en plus grande quantité pendant la nuit. Le relâchement musculaire qui se produit la nuit laisse un peu béant l'orifice du sphincter uréthral, au travers duquel le pus s'écoule, pour apparaître au méat le matin au réveil sous forme d'une goutte blanchâtre.

Le diagnostic de l'uréthrite postérieure sera confirmé par l'exploration à l'aide de la boule olivaire, comme je l'ai déjà décrit plus haut.

Signe pathognomonique de l'uréthrite postérieure. Dans ces cas on ne trouvera pas de pus dans l'urèthre antérieur, et l'olive, poussée ensuite jusqu'au col de la vessie, ramènera du pus en quantité notable.

C'est le signe pathognomonique de l'uréthrite postérieure ; dans ces cas, il n'est pas rare que le malade se plaigne d'éprouver un peu de chaleur du côté de l'anus, à la fin de la miction.

Dans d'autres cas, la sonde ramènera du pus aussi bien de l'urèthre postérieur que du cul-de-sac du bulbe.

On a alors affaire à l'uréthrite antéro-postérieure, qui est assez fréquente.

Traitement. — Il y a longtemps déjà qu'un praticien de province, M. le Dr **Dubet**, de Pont-du-Château, a inventé un appareil destiné à aller porter un topique dans la partie profonde de l'urèthre enflammé.

Cet appareil se compose d'une sonde olivaire creuse, dont l'olive est percée de plusieurs trous.

Dans l'intérieur de l'olive se trouve du coton hydrophile chargé d'une solution de nitrate d'argent.

M. Dubet introduit la sonde dans l'urèthre jusqu'à ce que l'olive soit arrivée sur le point enflammé; il la maintient sur ce point, pendant qu'il pousse dans la sonde un mandrin qui, en pressant sur le coton, en exprime le nitrate d'argent qui se répand alors, à travers les trous de l'olive, sur la muqueuse malade.

C'est de ce procédé que s'est inspiré le professeur **Guyon** quand il a imaginé son traitement par les instillations. *Appareil à instillations du professeur Guyon.*

L'appareil dont se sert M. Guyon se compose d'une seringue pareille à celle de l'injection hypodermique, mais quatre ou cinq fois plus grosse (fig. 43).

Cette seringue est munie d'une canule, qui porte à la surface extérieure de son extrémité un pas de vis.

La seconde pièce de l'appareil est une sonde assez fine, portant à son extrémité une olive perforée, du n° 15 à 18.

Pour se servir de cet appareil, on charge d'abord la seringue avec une solution de nitrate d'argent de 5 à 20 pour 100, selon l'effet que l'on veut produire. *Manière de pratiquer les instillations.*

On introduit l'extrémité de la canule dans le bout cylindrique de la sonde et on la fixe bien, grâce au pas de vis.

On remplit la sonde de la solution de nitrate d'argent, en poussant le piston de la seringue de quelques tours de vis; de façon que lorsque l'olive, introduite dans l'urèthre, sera arrivé sur le point enflammé, chaque tour de vis que l'on donnera au piston correspondra exactement à l'application d'une goutte de la solution sur la muqueuse.

On introduit alors la sonde tout amorcée dans le canal, et on la pousse jusqu'à ce que l'on ait franchi la résistance de la portion membraneuse.

A ce moment on donne autant de tours de piston que l'on veut faire couler de gouttes dans l'urèthre.

D'habitude il suffit de trois à cinq gouttes, pour que toute la muqueuse de l'urèthre postérieur soit touchée. Si l'on instille un plus grand nombre de gouttes, le nitrate d'argent va baver sur le col, dans la vessie, et provoque des spasmes très pénibles de cet organe.

Généralement ces manœuvres sont peu douloureuses au moment où on les pratique; ce n'est qu'au bout de quelques minutes que le malade éprouve parfois une sensation de brûlure dans la profondeur de l'urèthre, du côté de l'anus, et un besoin d'uriner fréquemment, avec accompagnement d'un peu de ténesme vésical et anal.

Ces instillations peuvent être répétées tous les jours, ou tous les deux jours, selon les cas.

On ne laissera jamais les malades les pratiquer eux-mêmes.

Il suffit ordinairement de *huit* ou *dix instillations* bien faites pour guérir radicalement les écoulements anciens qui ont résisté pendant des années à tous les autres traitements.

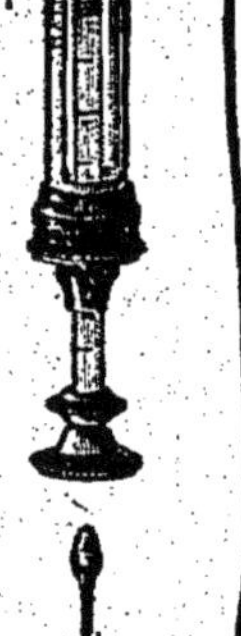

Fig. 43. — Appareil à instillations de Guyon.

J'ai modifié dans quelques-uns de ces détails la pratique du professeur Guyon.

Avant de faire l'instillation, je fais uriner le malade et

je pousse dans la partie postérieure de son canal une quantité assez grande d'eau tiède boriquée, qui va tomber dans la vessie.

De cette façon le canal est débarrassé de ses mucosités et surtout de l'urine qui l'humectait.

Par cette pratique, le nitrate d'argent ne se décompose plus en chlorure inactif, par le contact avec les sels de l'urine qu'il rencontre dans le canal, et il produit ainsi son effet maximum sur la muqueuse malade.

De plus, l'eau introduite dans la vessie dilue le nitrate d'argent qui pourrait y tomber et le rend inoffensif.

J'ai employé différentes substances en instillations; en particulier le *sublimé*, le *chloral*, l'*acide phénique*, et je dois dire que ces substances ont échoué là où le *nitrate d'argent* n'avait pas réussi.

Jusqu'à nouvel ordre, c'est donc à cette dernière substance que l'on doit s'en tenir.

Je crois cependant que, dans certains cas d'uréthrite glandulaire, quand les diverticules de la muqueuse sont les points où se cantonnent les derniers gonococcus qui entretiennent l'inflammation, le nitrate d'argent, en coagulant de suite les mucosités qui tapissent la muqueuse, forme à la surface de cette muqueuse une espèce de vernis blanchâtre qui en   che son action d'être profonde.

Pour ces cas, l'usage des antiseptiques diffusibles sera préférable.

L'emploi de la *créosote* me paraît devoir donner de bons résultats dans ces cas d'uréthrite glandulaire; mais, pour formuler plus nettement cette indication, il est nécessaire que j'accumule des faits cliniques nouveaux en plus grande quantité que ceux dont je dispose en ce moment.

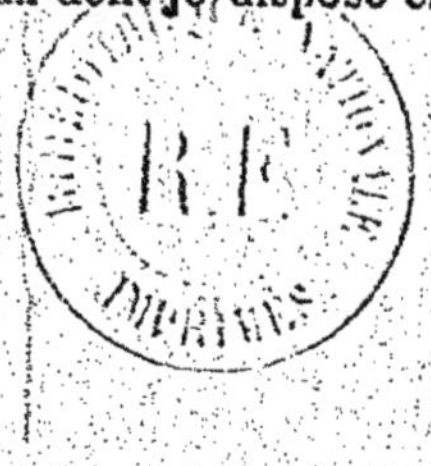

TABLE DES MATIÈRES

CHAPITRE PREMIER

CHAPITRE II

CHAPITRE III

CHAPITRE IV

CHAPITRE V

CHAPITRE VI

CHAPITRE VII

CHAPITRE VIII

11446. — Imprimerie générale A. Lahure, 9, rue de Fleurus, Paris.

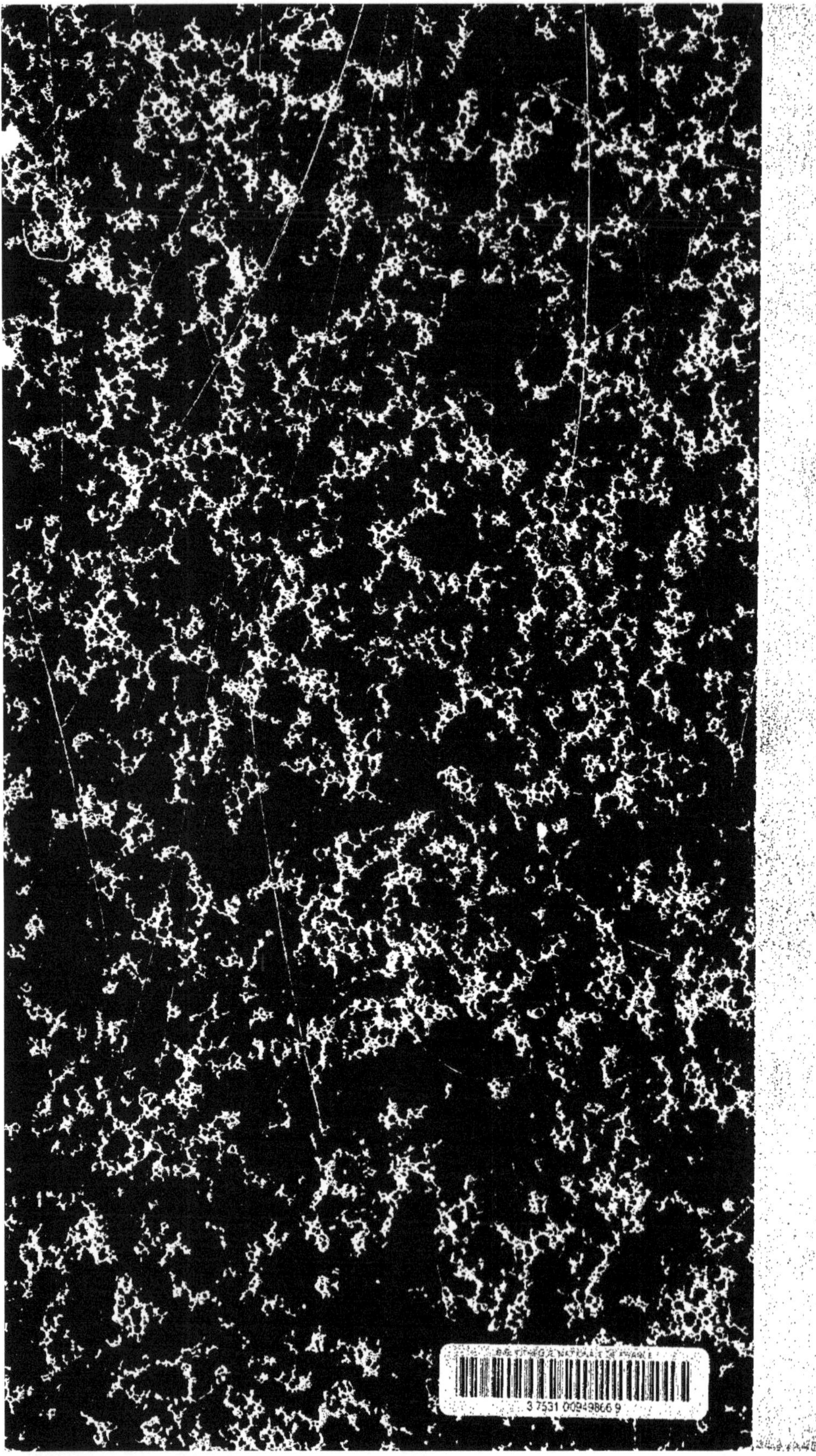

3 7531 00949866 9

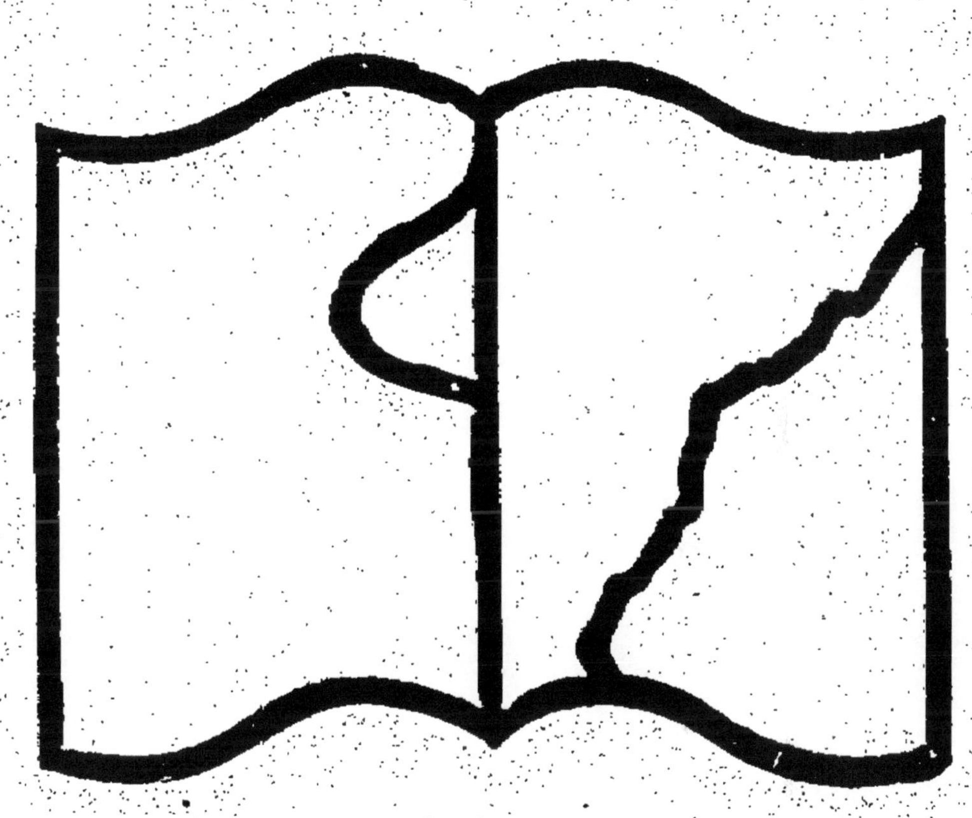

Texte détérioré — reliure défectueuse
NF Z 43-120-11